李师教授肛肠病诊治学术经验集

李 师 梁 秋 主编

辽宁科学技术出版社
·沈阳·

图书在版编目（CIP）数据

李师教授肛肠病诊治学术经验集 / 李师，梁秋主编．— 沈阳：辽宁科学技术出版社，2021.9（2024.6重印）
ISBN 978-7-5591-2126-4

Ⅰ．①李… Ⅱ．①李… ②梁… Ⅲ．①肛门疾病 – 中医临床 – 经验 – 中国 – 现代②直肠疾病 – 中医临床 – 经验 – 中国 – 现代 Ⅳ．①R266

中国版本图书馆CIP数据核字（2021）第131472号

出版发行：辽宁科学技术出版社
（地址：沈阳市和平区十一纬路 25 号 邮编：110003）
印 刷 者：沈阳丰泽彩色包装印刷有限公司
经 销 者：各地新华书店
幅面尺寸：185mm × 260mm
印　　张：11.25
插　　页：1
字　　数：230 千字
出版时间：2021 年 9 月第 1 版
印刷时间：2024 年 6 月第 2 次印刷
责任编辑：丁　一
封面设计：刘冰宇
责任校对：王春茹

书　　号：ISBN-978-7-5591-2126-4
定　　价：98.00 元

联系电话：024-23284363
邮购热线：024-23284502
邮　　箱：dingyi19860618@126.com.

作者简介

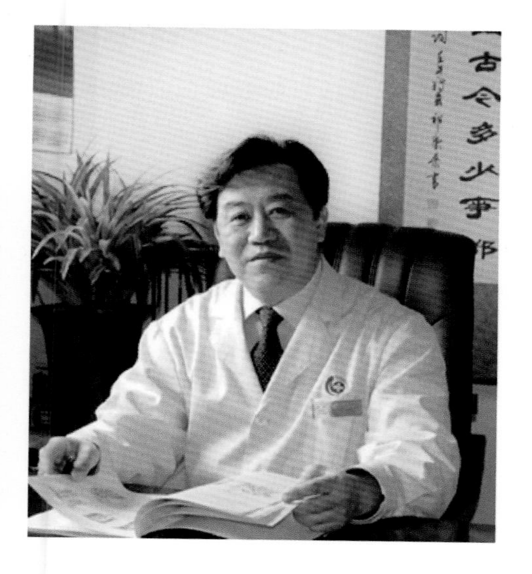

李师，教授，主任医师，硕士研究生导师。1988年毕业于辽宁中医学院，现为卫生部国家临床重点专科中医肛肠科带头人之一，国家中医药管理局重点学科、重点专科后备带头人，兼任全国中医药高等教育学会临床教育研究会肛肠分会副会长、首届中国肛肠病学研究生联合会顾问委员、中国中医药研究促进会肛肠分会副会长、中国民间中医医药研究开发协会肛肠分会副会长、辽宁省中医药肛肠学会副理事长、辽宁省名医工作室学术带头人、第一批辽宁省老中医药专家学术经验继承指导老师、辽宁省高级职称评审专家、辽宁省及沈阳市医学会医疗事故技术鉴定专家组成员，被评为全国肛肠学科名中医、全国肛肠教育知名专家、沈阳市名中医、辽宁中医药大学校名中医。

在30余年的临床工作中，李师教授不断学习，不断更新知识，博览专业文献，拓宽思路，了解最新研究成果，把传统理论和现代医学相结合，把理论与实践相结合，吸取前辈的经验和教训，能及时准确地处理各种发生在疾病诊治中的复杂情况，逐步在肛肠这个专业体系中，形成自己的医疗特色，完整的诊疗体系。

临床工作30余年，李师教授共诊治患者超过4万例，手术患者达2万余例，对肛肠科常见病、多发病的诊治，李师教授以“中医治本”为原则，辨证论治，具体问题具体分析，从患者实际病情出发，采用适宜的治疗手段，并在原有的术式基础上加以改进，如环行混合痔分段结扎术、肛裂括约肌松解术、肛周脓肿和肛瘘在索罗门定律的指导下进行一次切开挂线术、混合痔外剥内扎加悬吊术、内痔消痔灵注射术等，在临床应用中取得了很好的疗效，减少术后水肿，加速愈合时间，极大地减轻了患者痛苦。

多年的临床工作经验，使李师教授对于疑难、复杂疾病能准确地判断，并采取有效的治疗措施。如马蹄形肛周脓肿及马蹄形肛瘘，采用对口加胶管引流切开挂线术，明显地提高了治愈率，缩短了治愈时间，而且他提出“引流学说”，打破传统“内口学说”。直肠脱垂采用排列结扎加肛门环缩消痔灵注射术取得了满意疗效。李师教授还多次成功地治愈过直肠阴道瘘、肛门闭锁、肛门失禁、坏死性筋膜炎等特殊病历。

李师教授积极学习和开展国内外的先进理论和先进技术，率先在省内开展出口梗阻型便秘的手术治疗，如直肠前突闭式修补术、直肠黏膜堆积结扎加注射术、创新耻骨直肠肌痉挛综合征切开挂线术、内括约肌失弛缓综合征松解术，还率先在院内开展由美国引进的痔上黏膜环切术（PPH术），并于东北地区开展了第一例RPH-4痔疮套扎手术，并引领了此项技术在东北地区的广泛应用。

作为全国肛肠病重点学科、重点专科学术带头人，李师教授在科研方面也取得了优异的成果，在国内肛肠学术界具有一定的影响力。发表国家级及省级论文50余篇。主持省科技厅课题《痔病术后中西医结合无痛治疗的研究》《拓展索罗门定律（Salmon's law）应用于肛周脓肿一次性切开挂线根治术的研究》和省教育厅课题《中医挂线法治疗坐骨直肠间隙脓肿的临床研究》，参与了《痔括约肌切断术随机对照临床研究》等多项省级课题的研究。曾作为《新编肛肠病学》的主编，《肛肠病的诊断与治疗》《古代肛肠疾病中医文献集粹》《传承中医五十年——田振国教授从医从教学术思想集》等书籍的副主编，并参与了《肛肠病临床诊治彩色图谱》等多部著作的编写，并受邀参加了辽宁广播电视报《便血不一定是痔疮，还可能是肠癌发出的信号》等多个科普讲座。

李师教授从医以来，时刻本着大医精诚、医者仁心的初心，用自己精湛的医疗技术服务于患者、服务于社会、服务于肛肠事业，被患者和同行亲切地称为“小李飞刀”。

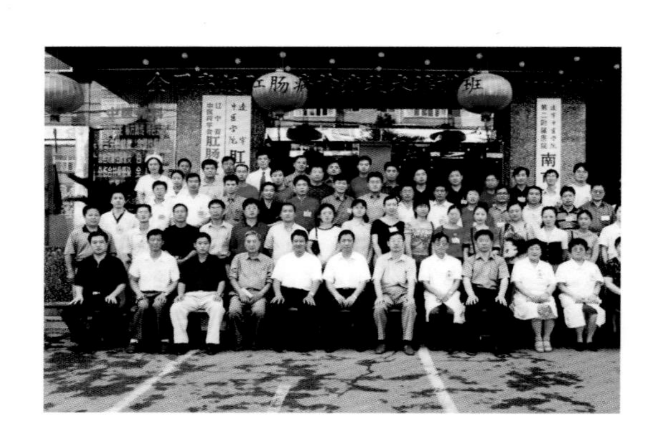

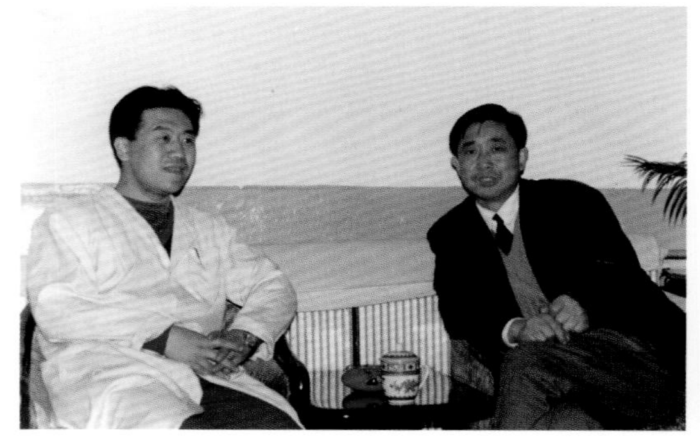

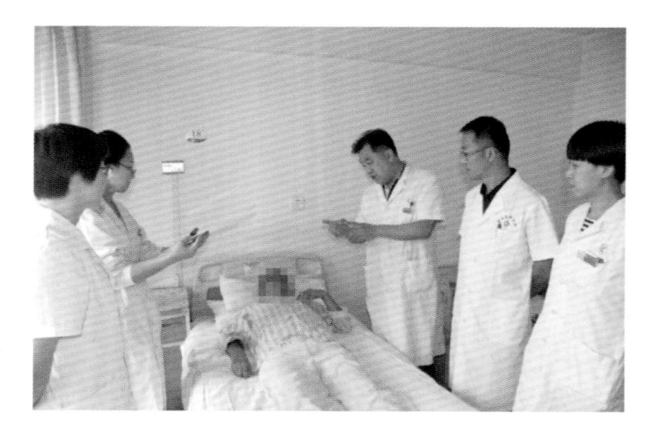

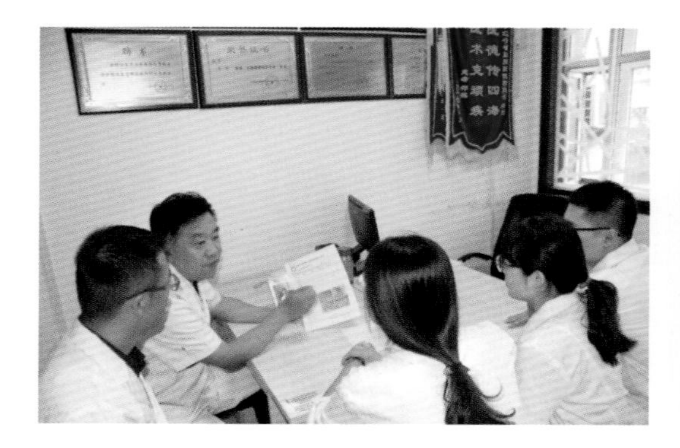

编 委 会

序一

肛肠学科是中医学的传统优势学科，即使是在科技日新月异发展的今天，中医药在解决百姓肛肠疾患方面也具有不可替代的作用。现代的中医肛肠学科是从《中医外科学》独立出来并发展至今的一门学科，它很好地继承了中医外科的膏、丹、丸、散、力、针、线的治疗优势，在“传承精华 守正创新”的精神引领下，中医药在治疗肛肠疾病方面的优势近年得到很好地创新发展。

李师教授是辽宁中医药大学附属第三医院（辽宁省肛肠医院）副院长、主任医师，他在肛肠科领域耕耘数十载，具有丰富的临床、科研、教学经验，培养了数十名硕士研究生。

作为全国肛肠学科名中医、全国肛肠教育知名专家，在30余年的临床工作中，李师教授继承并发扬了祖国传统的中医中药理论，以“中医为主，中西医结合”为原则，并将此原则运用到对肛肠科常见病、多发病、疑难病的诊治当中，不断精益求精，继承创新，形成了一整套具有个人医疗特色的完整诊疗体系，诊治患者4万余例，为广大患者解除了疾病带来的痛苦。李师教授先后获得全国名中医等多种名誉称号，不但在学术上有所建树，而且在社会中也产生了广泛的影响。

本书内容科学，文笔简练，重点突出，具有很强的实用性和指导性，适合作为临床上普通外科、结直肠肛门外科医师的参考用书。也可作为高等医药院校本科、研究生的临床和科研参考用书。

中华中医药学会肛肠分会名誉主任委员
中国中医药研究促进会肛肠分会会长
首批辽宁中医大师

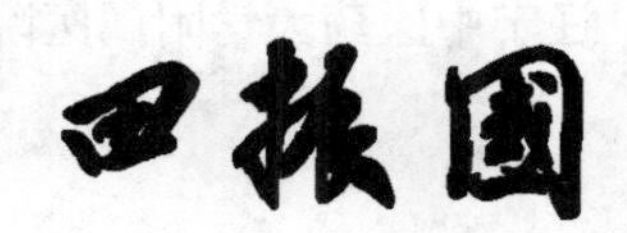

2021年5月1日

序二

今受邀提笔为《李师教授肛肠病诊治学术经验集》一书做序，感慨万千。我自1994年大学毕业后，来到辽宁省肛肠医院，就和李师教授在一起工作，当时李师教授已经工作六个年头，他给我印象是为人忠厚，精明强干，热爱生活。我们共同进步和成长，共同见证肛肠医院的快速发展，他是我的良师益友，我倍加珍惜那段美好时光。

《李师教授肛肠病诊治学术经验集》一书汇总了李师教授治疗肛肠科疾病的学术和临床经验，针对肛肠科常见的复杂性肛瘘、肛周脓肿、痔、直肠脱垂、各型便秘、耻骨直肠肌综合征等进行了科学的临床总结。内容贴近临床，深入浅出，突出了中医特色与新进展；以临床治疗和实际应用为侧重点，同时融入了肛肠科的新技术、新理论、新方法。

全书主要由两部分组成，第一部分荟萃了李师教授治疗肛肠疾病的学术思想和成果；第二部分汇总了部分弟子的临床和科研成果，从肛肠科常见疾病、疑难疾病的临床治疗入手，也对肛肠疾病的病因、病理、用药及医理进行了阐述和分析。此外，还对具有特点的手术案例进行了介绍。

肛肠学科的发展凝聚了一代又一代肛肠人的勤奋和智慧，厚德、精进、和谐、济世是新一代中医肛肠人的责任与担当。李师教授深耕肛肠科的医疗、教学和科研等工作30余年，具有丰富的诊疗经验，技术精湛，取得了丰硕成绩，培养了大量学生，他们分布在全国各地。李师教授在国内多个肛肠学会担任重要职务，具有很高的学术影响力，是我敬重和学习的榜样。值此《李师教授肛肠病诊治学术经验集》付梓之际，传承精华，守正创新，让我们共同学习和进步，为推动我国中医肛肠事业的传承和发展做出新的更大的贡献!

中华中医药学会肛肠分会主任委员

辽宁中医药大学附属医院院长

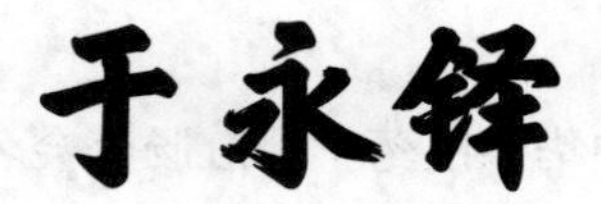

2021年5月1日

目录

硝矾洗剂治疗各种痔疮1200例

李师　温镜民

硝矾洗剂系辽宁省中医研究院研制，是用于治疗各种痔疮的外用制剂。主要由玄明粉、硼砂、明矾等中药组成，具有消肿、解毒、收敛之功效，主治各种类型的痔疮。为观察其临床疗效和用药安全性，医院自2002年1月—12月期间进行1200例临床试验观察，现报道如下。

1200例中，男800例，女400例；年龄最小7岁，最大70岁；病程最短1年，最长40年。

用药：全部病例均予硝矾洗剂[辽宁省中医研究院制剂室生产，每袋含生药50g，批号辽药制字（98）Q044-001号]。每次1袋，每日2次，用开水冲至500～1000mL溶化，熏洗坐浴肛门局部，每次20min，2周为1个疗程，疗程期间停用其他治疗本病的药物。

经2周1个疗程治疗，患者症状明显改善，治愈947例，显效253例，无效0例，总有效率100%。

讨论：硝矾洗剂是集多年临床实践的经验总结，是多名老专家的学术思想结晶，在临床应用中收效良好，其药物组成为玄明粉、明矾、月石。玄明粉《本经》："除寒热邪气，逐六腑积聚，结固留癖，能化七十二种石。"具有泻下、软坚、清热之功；明矾《本草纲目》："矾石之用有四……治诸血痛，脱肛……取其解毒也。"具有解毒、燥热止痒、止血止泻之功效；月石《本草纲目》："除噎嗝反胃，积块结瘀肉诸病。"具有清热解毒之功效。三药齐用，共奏消肿止痛、收敛止血、固脱祛湿之功效，被广泛应用于各种类型的痔疮，本实验选取1200例，总有效率100%，且使用方便，未见毒副反应。实验证明，硝矾洗剂是一种较为理想的中药制剂，值得进一步研究论证，可开发成为中药新药。

肛瘘致排便困难的临床分析

李师　蓝菲　高戈　温镜民

引起排便困难的因素很多，但由肛瘘引起的排便困难往往被忽视。本文总结了笔者所在医院从2000年1月—2016年12月36例排便困难的马蹄形肛瘘患者。现分析报道如下。

1.临床资料

本组36例中，男32例，女4例；年龄20～65岁，平均38.5岁；病史2个月至22年，平均2年。本组病例全部为马蹄形肛瘘。

临床表现：所有患者均排便困难，每次排便需5min以上，便条变形变细，有反复肿痛病史，有的有高热病史，有的肛外流脓流水，有的肛内流脓流水。

2.治疗方法

因本组病例均由马蹄形肛瘘所致肛门直肠狭窄引起的排便困难，故只有解决好肛瘘才能解决好排便困难，所以治疗肛瘘是解决排便困难的唯一途径。其具体方法就是采取马蹄形肛瘘对口引流切开挂线术。手术方法：肛门后位切开并挂线，挂线位于瘘道管腔的最顶端，两侧于外口或瘘道两侧顶端处行梭形切口，使其两侧切口与后位切口充分相通，并置入胶管引流。术后每日1次或2次换药，7～10d拆除胶管，术后10～15d紧线1次，如橡皮筋未脱落，每周紧线1次，直至脱落。术后给予3～5d抗生素，病程20～40d。

3.治疗结果

本组病例均一次性治愈，排便通畅，每次少于5min，便条均超过食指，且无功能损伤，随访半年至2年均未再发病。

4.讨论

引起排便困难的原因有很多，一般多由出口梗阻综合征、结直肠肿瘤、结肠慢传输型所致，很少有人报道因肛瘘引起的排便困难。笔者结合多年的临床经验，总结发现有不少排便困难的患者是由马蹄形肛瘘所致。马蹄形肛瘘引起排便困难多因反复感染及长期的慢性炎症刺激，导致瘘管壁结缔组织增生变厚，形成纤维化管壁，而使肠腔变窄，从而引起排便困难。

对于马蹄形肛瘘所致排便困难的诊治，作者有如下体会：

（1）对排便困难的患者应仔细询问病史，进行全面的检查，指诊是检查马蹄形肛瘘所致排便困难最有效的检查方法。

（2）马蹄形肛瘘所致的排便困难有如下特点：①具有马蹄形肛瘘的特点如反复肿痛感染病史，多数患者在感染期伴有高热，白细胞总数增高，反复流脓水病史，局部检查大多数患者肛外有瘘口，指诊可触及直肠后位及两侧有半环状硬性较宽条索，肛门镜见肠腔变窄，有的可见直肠内瘘口，直肠黏膜充血。②排便困难。不是几日一次排便，而是每日都排，但是排出困难，且便条细，有下坠感。③其患者多数为男性，而且多为青壮年。④其病史均长，有的长达20年。

（3）马蹄形肛瘘所致的排便困难与直肠癌所致的排便困难易混淆，应仔细鉴别：其最主要区别是直肠癌形成的肿块在黏膜上，而马蹄形肛瘘形成的肿块在黏膜下，病理检查可明确诊断。

（4）马蹄形肛瘘所致排便困难的治疗，其关键在于掌握马蹄形肛瘘的手术方法。因为马蹄形肛瘘在肛肠科是复杂、疑难的疾病，所以应不断实践、不断学习才能很好地掌握其诊断及治疗方法。

加味五仁丸治疗便秘200例

李师　温镜民

笔者所在医院根据中医辨证论治的理论，结合便秘的证治类型特点，研制成加味五仁丸，治疗效果理想，现报道如下。

1.临床资料

根据中医理论辨证，便秘多为气滞血瘀型和肠道津亏型。选取治疗组120例，男55例，女65例；年龄14～80岁；其中气滞血瘀型53例，肠道津亏型67例。专科检查均排除器质性病变和药物干扰造成的便秘，以及合并有高血压、冠心病者。对照组80例，男50例，女30例；年龄14～81岁。其中气滞血瘀型47例，肠道津亏型33例，排除标准如前。200例均符合国家中医药管理局1995年颁布的中医诊断疗效标准中制定的便秘诊断标准。

2.治疗方法

治疗组服用加味五仁丸，药物组成：桃仁、杏仁、柏子仁、松子仁、郁李仁、陈皮、肉苁蓉、牛膝、当归、瓜蒌仁，上药按一定比例粉碎过筛，炼蜜为丸，每丸重10g，每次1丸，每日2～3次，温开水送服。该药由笔者所在医院制剂室提供，服此药期间，停用其他药物，两组均以20天为1个疗程，服药后均观察1个疗程。

3.治疗结果

疗效标准：治愈：临床症状消失，排便日1次，便质润，排便通畅，定时。显效：临床症状基本消失，排便隔日1次，便质较润，排便较通畅。有效：临床症状基本消失，3日内排便1次，便质稍润，排便欠通畅。无效：临床症状无改善。两组疗效见表1。

表1　治疗结果

组别	证型	*n*	治愈（*n*）	显效（*n*）	有效（*n*）	无效（*n*）	总有效率（%）
治疗组	气滞血瘀型	54	20	27	5	2	96.37
	肠道津亏型	66	28	30	8	0	100
对照组	气滞血瘀型	47	3	7	18	19	59.6
	肠道津亏型	33	2	4	10	17	48.5

4. 讨论

祖国传统医学认为，便秘是指大便秘结不通，排便时间延长或虽有便意，而排出困难的一种病症。便秘病位在大肠，系大肠传导失常，但常与脾胃肺肾等功能失调有关。胃与肠相连，胃热炽盛，下传大肠燔灼津液，大肠热盛，燥屎内结；脾主运化，糟粕内停，则大肠失传导之功；肺与大肠相表里，肺热肺燥，下移大肠，则肠燥津枯；肝主疏泄，司气机，若肝郁气滞，腑气不道，气滞不行；肾司二便，若肾阴不足，则肠失濡养，便干不行；若肾阳不足，则大肠失于温煦，传运无力，大便不通。便秘多以肠道津亏型和气滞血瘀型为主，津亏血少，易被邪热所侵扰，气虚阳衰之体不耐寒冷凉饮食之伤，气机郁滞常易化燥而伤津，大肠传导无力，是津凝郁阻因虚致实。

方用质润多脂的杏仁为君，入肝、大肠经，以滋肠燥且降肺气，而利大肠传导之职。桃仁为臣，入肝、大肠经，破血行瘀，润燥滑肠，主治血燥便秘。柏子仁、郁李仁、松子仁、肉苁蓉、瓜蒌仁质润，可调脾和胃，补肾益精，润肠通便，共为佐药。复以当归养血和血、润燥滑肠，治肠燥便难，赤痢后重。陈皮，理气行滞、便气行则大肠得以运化。牛膝入肾经、散瘀血、补中续绝，助十二经气，治心腹之诸痛，疗脐下坚结。炼蜜为丸，更能助其润下之功。诸药合用，润肠通便而不伤津液，所谓“增水行舟，提壶揭盖”之法，临床上收效理想。

拓展经典理论——运用索罗门（Salmon）定律一次性根治肛周脓肿的临床对照研究

李师

肛周脓肿起病急骤，疼痛剧烈，需急诊手术。切开引流术为常用术式，但有95%以上术后形成肛瘘，需二次手术，不但增加了患者的痛苦，而且浪费了有限的医疗资源。切开挂线术，术后复发率低、疗程短，较切开引流术疗程明显缩短，在临床上已经得到普遍应用，但多是临床医生根据经验判断进行手术，缺乏被普遍认可的理论学说支持，所以一次性切开挂线根治肛周脓肿的术式一直存在争议。肛周脓肿手术成败的关键在于寻找原发内口，完全彻底地清除感染的肛隐窝、肛腺和肛腺导管，就能防止脓肿的复发以及脓腔的假性愈合，达到一次性根治的目的。

索罗门（Salmon）定律应用于肛瘘，为国内外临床医生普遍认可。笔者根据肛门解剖学特点、专科检查结合现代的彩超技术，拓展了索罗门（Salmon）定律，应用于肛周脓肿，指导肛周脓肿一次根治术，并与目前临床常用切开引流术方法进行对照，对辽宁省肛肠医院2012年7月—2013年12月的112例肛周脓肿患者进行治疗观察，疗效满意。现报道如下。

1. 一般资料

1.1 诊断依据：

（1）症状：患者感觉肛门疼痛，甚至影响坐卧及活动，重者伴有发热恶寒。也有的患者肛门疼痛不明显而表现为肛门坠胀、小便不利等。

（2）体征：检查可见肛门局部红肿，触压疼痛，或有溃口溢脓，肛内指诊也常于内口部位扪及压痛或凹陷硬结。肛镜检查可见内口部的肛窦充血、肿胀，有时稍加按压即有脓液溢出。

（3）辅助检查：X线、B超、实验室检查等。

在确诊为肛周脓肿后，应进一步查明脓肿的类型，即脓肿所在的腔隙、位置，与肛门腺及肛门括约肌的关系，脓肿为特异性感染还是非特异性感染，引起肛周脓肿的可能病原菌。所有病例均排除结核、克罗恩病、溃疡性结肠炎和外伤等所致的特发性脓肿。

病例被随机分为观察组，对照组。

1.2 纳入标准：①符合上述诊断标准。②年龄14～70岁。③急性期是指发病在3周之内。

1.3 排除标准：①合并心、肝、肾、血液系统等严重疾病、肿瘤等。②过敏体质、病情危笃或疾病的晚期患者。③不合作者，如不愿意接受研究措施或因患有精神病未能合作者。

1.4 临床操作方法：

（1）观察组：一次性根治切开挂线术组手术方案。“拓展索罗门（Salmon）定律”应用于肛周脓肿，指导肛周脓肿一次根治术，通过彩超、指诊等专科检查确定脓肿范围，以脓肿波动最明显处或者彩超定位脓腔中心位置在臀部的垂直投影，假想为将形成肛瘘的外口位置，再根据索罗门（Salmon）定律寻找内口，即经过肛门两侧坐骨结节画一横线，如外口在横线前方，距肛门5cm内，则内口在齿线上与外口相对应；如外口在距肛门5cm外或在横线的后方，则内口多在肛管后部齿线处。

在以上各种脓肿切开引流完成后，在拓展索罗门（Salmon）定律的指导下，术者左手食指放入肛内协助，右手持球头探针沿切口轻轻探入，在相应的齿线附近探查原发感染内口。术者以食指伸入肛内作引导，另一手持探针经脓腔寻找内口。如内口已溃破，探针可顺利引出；如内口寻找困难，可在针指间最薄弱处穿出。引入橡皮筋。将切口与肛门间皮肤切开，橡皮筋松紧适度后结扎，同时结扎原发内口两侧肛腺组织。填塞无痛生肌散凡士林纱条引流，塔形敷料压迫，丁字带外固定。

（2）对照组：给予切开引流术。手术方案：患者取膀胱截石位，常规消毒，简化骶管麻醉。在皮肤波动最明显或触痛最明显处，彩超定位脓腔中心位置在臀部的垂直投影处按各类脓肿以不同切口。切开脓腔，排出脓液，分离脓腔纤维隔，彻底清除坏死组织，脓腔经用双氧水和生理盐水冲洗后填塞无痛生肌散凡士林纱条引流，塔形敷料压迫，丁字带外固定。

术后两组均采用一周内每日换药2～3次，然后视分泌物情况逐渐减少换药次数，但每日便后必须换药。换药后中药坐浴（硝矾洗剂）。

1.5 疗效判断标准：

痊愈：创口愈合，症状消失，无肛门变形、肛门失禁等。好转：创口基本愈合，症状消失，但术后肛门不全失禁或完全失禁。未愈：创口未愈合，症状未改善，或暂时愈合，数日内又复发。

1.6 统计分析：采用SPSS 11.0软件。计量资料用U检验，计数资料用χ^2检验。

2.结果

观察组112例全部一次性治愈，无肛门变形、复发及其他并发症。对照组96例，5例一次性治愈，91例术后桥形愈合形成肛瘘，行二次手术治疗后痊愈，见表1。

表1　治疗组与对照组治疗结果比较

组别	n	治愈〔n（%）〕	二次手术〔n（%）〕	P
治疗组	112	112（100）	0（0）	＜0.01
对照组	96	5（5.21）	91（94.79）	

3.讨论

肛周脓肿起病急骤，疼痛剧烈，需急诊手术。肛管直肠周围脓肿是指因肛腺感染后，炎症肛管、直肠周围软组织或其周围间隙内发生的急性化脓性感染，并形成脓肿。

肛周脓肿多是向肛管直肠周围间隙组织蔓延而发生的化脓性疾病。大范围、多间隙的肛门直肠周围脓肿其内口多在直肠环以上，属于复杂性肛周脓肿，其炎症重、脓肿范围进行性增大，如治疗不及时或方法不当，常自行破溃或手术切开引流后形成肛瘘，传统的治疗方法是单纯脓肿切开引流后，因术后脓肿复发或后遗肛瘘者超过90%，故多与行切开引流术后2～3个月形成瘘管后Ⅱ期再行肛瘘手术。再次手术既增加患者的手术痛苦，又加重了经济负担，使治疗过程复杂化。

肛周脓肿约95%的感染源来自肛腺。感染可沿肛腺管进入肛腺，并通过肛腺体的管状分支或沿联合纵肌向上、下、外各个方向扩散到肛管、直肠周围间隙，形成不同部位的脓肿。由于解剖原因，肛管后侧的肛隐窝最容易发炎，经肛门腺导管感染扩散。由于肛门腺导管分布的差异，炎症可波及肛管后浅间隙、肛管后深间隙、直肠后间隙及黏膜下间隙，而形成马蹄形脓肿，脓液向一侧或两侧经括约肌深浅间隙进入坐骨直肠窝形成低位马蹄形脓肿，向上穿过肛提肌进入直肠后间隙，则形成高位复杂性脓肿。彻底清除肛周脓肿的原发感染病灶即感染的肛隐窝（内口）是根治肛周脓肿和防止后遗肛瘘的关键。

本研究拓展索罗门定律认为，通过彩超、指诊等专科确定脓肿范围，以脓肿波动最明显处或者彩超定位脓腔中心位置在臀部的垂直投影，假想为将形成肛瘘的外口位置，再根据索罗门定律寻找内口，即经过肛门两侧坐骨结节画一横线，如外口在横线前方，距肛门5cm内，则内口在齿线上与外口相对应；如外口在距肛门5cm外或在横线的后方，则内口多在肛管后部齿线处。据此可准确判断内口位置和脓肿的走行情况，指导进行肛周脓肿一次根治术。经过多年临床经验的总结，结合现代检查手段，现拓展索罗门（Salmon）定律，指导肛周脓肿一次性根治术，使经典理论现代化，使传统的中医挂线特色疗法科学化。能够得到普遍运用，为肛周脓肿一次性根治术填补了理论上的空白。

中医传统的挂线疗法被公认为具有慢性勒割、异物刺激、引流和标志四大作用。目前已成为治疗高位肛瘘、高位复杂性肛瘘的主要治疗手段，将挂线疗法应用于肛周脓肿的治疗是挂线疗法治疗肛瘘的延伸，应用挂线疗法一次性手术根治肛周脓肿，挂线的慢性勒割、异物刺激作用可在缓慢切开组织的同时，底部组织生长。肌肉断端粘连固定，避免了一次性切开，肛门括约肌受损所致的肛门失禁等后遗症。这是挂线疗法治疗肛瘘的主要理论依据而在肛门脓肿的治疗中应用，挂线疗法则亦强调挂线的引流作用可使脓腔渗出顺线流出。并可使创面从基底部愈合。外部位置无法过早闭合。故国外学者将挂线称为“泄液线”。早期的引流、后期的慢性切割、异物刺激使组织从基底部生长，维护肛门正常括约功能。是挂线疗法应用于肛周脓肿的治疗的依据所在。一期切开挂线根治术，坚持“一次性根治理念。诊断明确，处理方法得当，治疗肛周脓肿由于术中同时处理了感染的内口，肛管直肠周围脓肿可以一次性根治，绝大多数患者因不后遗肛瘘，避免了再次手术的痛苦，缩短了疗程，且无炎症扩散、术后出血及肛门失禁等并发症，在临床上得到了广泛的证实，能免除再次手术的痛苦和缩短疗程，减轻了患者经济负担，临床疗效满意。

一次性根治肛周脓肿的临床对照研究

李师

索罗门（Salmon）定律应用于肛瘘，为国内外临床医生普遍认可。根据肛门解剖学特点，运用专科检查结合现代超声技术。拓展索罗门（Salmon）定律，用于指导肛周脓肿一次性根治术，并与目前临床常用切开引流术方法进行对照，疗效满意。

1.一般资料

对辽宁省肛肠医院2008年7月—2010年12月的208例肛周脓肿患者进行治疗观察。

诊断标准：①症状：肛门周围疼痛，影响坐卧及活动，可伴发热恶寒，或疼痛不明显、肛门坠胀、小便不利。②体征：肛门周围局部红肿，触压疼痛，或有溃口溢脓，肛门指诊可扪及凹陷硬结或有压痛。肛镜检查或可见充血肿胀肛窦，或稍加按压有脓液溢出。③辅助检查：X线检查、超声检查、实验室检查等。

在确诊为肛周脓肿后，进一步查明脓肿的类型，即脓肿所在腔隙、位置，与肛门腺及肛门括约肌的关系，脓肿为特异性感染或非特异性感染，引起肛周脓肿的可能病原菌。

2.治疗方法

208例患者被随机分为治疗组112例与对照组96例。

2.1 治疗组：采用一次性根治切开挂线术手术方案。通过指诊、彩超等专科检查确定脓肿范围，以脓肿波动最明显处或者彩超定位脓腔中心位置在臀部的垂直投影，假想为将形成肛瘘的外口位置，运用索罗门（Salmon）定律寻找内口，即经过肛门两侧坐骨结节画一横线，如外口在横线前方，距肛门5cm内，则内口在齿线上与外口相对应；如外口在距肛门5cm外或在横线的后方，则内口多在肛管后部齿线处。

在以上各种脓肿切开引流完成后，在拓展索罗门（Salmon）定律的指导下，术者左手示指放入肛内协助，右手持球头探针沿切口轻轻探入，在相应的齿线附近探查原发感染内口。术者示指伸入肛内作引导，另一手持探针经脓腔寻找内口。如内口已溃破，探针可顺利引出；如内口寻找困难，可在针指间最薄弱处穿出。引入橡皮筋。将切口与肛门间皮肤切开，橡皮筋松紧适度后结扎，同时结扎原发内口两侧肛腺组织。填塞无痛生肌散凡士林纱条引流，塔形敷料压迫，丁字带外固定。

2.2 对照组：采用切开引流术手术方案。在脓肿波动最明显或触痛最明显处，彩超定位脓腔中心位置在臀部的垂直投影处按各类脓肿以不同切口切开脓腔，排出脓液，分离脓腔纤维隔，彻底清除坏死组织，脓腔经用双氧水和生理盐水冲洗后填塞无痛生肌散凡士林纱条引流，塔形敷料压迫，丁字带外固定。

术后两组均采用每日中药坐浴（硝矾洗剂），换药2次（便后必须换药），1周后视分泌物情况逐渐减少换药次数。

3. 结果

3.1 疗效判断标准：根据中华人民共和国中医药行业标准《中医病症诊断疗效标准》。治愈：症状及体征均消失，伤口愈合；好转：症状改善，病灶或伤口缩小；未愈：症状及体征均无变化。

3.2 统计分析：采用SPSS11.0软件。计量资料用U检验，计数资料用χ^2检验。

3.3 疗效比较：治疗组112例全部一次性治愈，无肛门变形、复发及其他并发症。对照组96例，5例一次性治愈，91例术后桥形愈合肛门直肠周围脓肿形成肛瘘，行二次手术治疗后痊愈。见表1。

表1 治疗组与对照组治疗结果比较

组别	n	治愈〔n（%）〕	二次手术〔n（%）〕
治疗组	112	112（100）	0（0）
对照组	96	5（5.21）	91（94.79）

4.讨论

肛周脓肿多是向肛管直肠周围间隙组织蔓延而发生的化脓性疾病。大范围、多间隙的肛门直肠周围脓肿内口多在直肠环以上，属于复杂性肛周脓肿，其炎症重、脓肿范围进行性增大，如治疗不及时或方法不当，常自行破溃或手术切开引流后形成肛瘘，传统的治疗方法是单纯切开引流，但术后脓肿复发或后遗肛瘘者超过90%，故多行切开引流术后2~3个月形成瘘管再行肛瘘手术。再次手术既增加患者痛苦，又加重经济负担，使治疗过程复杂化。

肛周脓肿约95%的感染源来自肛窦，感染可沿肛腺管进入肛腺，并通过肛腺体的管状分支或沿联合纵肌向上、下、外各个方向扩散到肛管、直肠周围间隙，形成不同部位的脓肿。由于解剖原因，肛管后侧的肛隐窝最容易发炎，可经肛门腺导管感染扩散。由于肛门腺导管分布的差异，炎症可波及肛管后浅间隙、肛管后深间隙、直肠后间隙及黏膜下间隙，而形成马蹄形脓肿，脓液向一侧或两侧经括约肌深浅间隙进入坐骨直肠窝形成低位马蹄形脓肿，向上穿过肛提肌进入直肠后间隙或骨盆直肠间隙，形成高位复杂性脓肿。彻底清除肛周脓肿的原发感染病灶即感染的肛隐窝（内口）是根治肛周脓肿和防止后遗肛瘘的关键。

手术法治疗直肠脱垂56例临床体会

李师

笔者通过多年临床实践，采用直肠黏膜排列结扎术加肛门环缩术加直肠周围注射疗法治疗直肠脱垂，获得了满意的疗效，现总结如下。

1.临床资料

本组病例56例，Ⅰ度直肠脱垂12例，Ⅱ度直肠脱垂23例，Ⅲ度直肠脱垂21例，男性36例，女性20例；年龄15～70岁。

2.治疗方法

2.1 术前准备：

（1）查血常规、出凝血时间，备皮。

（2）术前5h用20%甘露醇250mL加水500mL口服。

（3）术晨禁食。

2.2 麻醉：简化骶管麻醉。

2.3 体位：截石位。

2.4 手术操作：

（1）直肠黏膜排列结扎术：常规消毒后，令患者增加腹压使直肠脱出全部暴露肛外，如不能完全脱出，可用组织钳钳夹部分直肠黏膜，缓慢牵出肛外。然后在母痔区的相反区的左前、左后、右，用弯止血钳钳夹直肠黏膜，用“7”号丝线行“8”字贯穿缝合结扎，自齿线上1cm开始纵行排列结扎直肠黏膜，直至脱出盲端为止，共扎4～8针，针距1cm，使之形成3条纵行排列的瘢痕，如还有松弛的黏膜，可补加几针，以起到更好效果。结扎完毕后于结扎残端注射消痔灵注射液，再钳夹压缩成片状，重新消毒后，将脱出直肠还纳入肛，食指探查肠腔以通过两指为宜。在排列结扎手术后再行第二步手术，即肛门环缩术。

（2）肛门环缩术：消毒后，于肛门前、后位距肛缘1.5～2.5cm处，各做一小切口，长约1cm，用动脉瘤针或大弯止血钳向前位切口插入，绕肛周皮下，自后位切口穿出，引入硅胶管或医用塑料管。取同法，将硅胶管或医用塑料管引入对侧肛周皮下，环绕一周后，两端合拢。术者食指放入肛内，助手拉紧塑料管两端，以肛内能纳一指为度，于肛门前位切口处用两把止血钳钳夹塑料管，用丝线在止血钳的左右及中间进行结扎固定，接头处绕过切口，以减少刺激，碘伏消毒，缝合前后位切口。在肛门环缩术后，再行第三步手术，即直肠周围注射疗法。

（3）直肠周围注射疗法：备好穿刺针并连接有1：1消痔灵的20mL注射器。术者一手食指伸入直肠内做引导，另一手持注射器，在肛门与坐骨结节之间，距肛缘1.5cm处进针。先在左侧刺入皮肤和外括约肌，进入坐骨直肠间隙，继续进针，针尖可遇有阻力，说明已达提肛肌下方，通过提肛肌时，针尖有一突破落空感，即进入骨盆直肠间隙。此时，放入直肠内的食指可触摸针尖部位，确定在直肠壁外和骨盆直肠间隙内，边退针边注药，呈扇形注射10～15mL。再换针头，以同样方法注射对侧。最后注射后侧，在肛门与尾骨间皮肤中点入，沿直肠壁后，使针尖达到直肠后间隙，边退针边注药，注药量为5～10mL。以上三点一次注射总量不超过50mL，注射完毕后，肛门再重新消毒，凡士林纱条覆盖，外用塔形纱布压迫，丁字带固定。

2.5 术后处理：

（1）禁食3天后进半流食，在禁食期间，应按生理需要量补给液体，同时给予抗生素和维生素。

（2）卧床休息5～7d，控制排便，5天后排便为好，大便干燥者可适当选用润肠通便药物，便后常规换药。

（3）术后7天拆线，减少剧烈活动，3个月内避免重体力劳动。

（4）6个月后取出硅胶管或塑料管，如无不良反应或老年人也可不取。

3.效果

本组病例6个月后取出硅胶管或塑料管35例，不取出的31例，随访2年，需做二次手术2例，其余均一次性治愈。

4.体会

直肠脱垂手术方法较多，除上述几种方法外，还有直肠黏膜下注射疗法、肛门紧缩术、直肠悬吊术等。但笔者通过多年临床实践，认为单纯用某一种方法治疗直肠脱垂，尤其是Ⅱ、Ⅲ度直肠脱垂，效果不是很理想，复发率较高。因此，笔者采用3种方法联合应用，起到了很好的疗效。其中，每一种手术方法其作用是不同的：①直肠黏膜排列结扎术是利用结扎后黏膜形成瘢痕后与肌层粘连从而起到固定直肠作用。②肛门环缩术是使松弛的括约肌紧缩，从而阻止直肠脱出的作用。③直肠周围注射疗法是利用直肠与周围组织粘连固定而不再下脱的作用。三者合一，使得作用更加明显，效果更好。尤其避免了开腹手术所造成的精神和躯体痛苦，以及不必要的经济负担。

但在实际工作中应具体问题具体分析：

（1）年龄在15岁以下的直肠脱垂患者不宜手术，因为其组织结构及脏器发育还不完全，其中有些患者是可以通过加强营养、加强锻炼，适当配以中药治疗而自然恢复到健康状态。

（2）肛门环缩术在3种手术联合应用中，起到非常关键作用，本研究有2例失败，一是大便干燥后塑料管被挣断而致，一是结扎塑料管丝线滑脱而致，二者均因未能起到承托、支持固定作用而复发，后经重新固定后而治愈。所以说，术后要防止大便干燥或排便用力过猛，另外，结扎固定时一定要牢固。

本法操作简便，容易掌握，且无痛苦，无并发症及后遗症，治愈率高，所以便于开展和推广。

切开挂线术在肛肠疾病中的临床应用

李师

笔者应用切开挂线术治疗肛裂、肛瘘、肛周脓肿、肛管直肠狭窄1609例，取得良好效果，现报告如下。

1.切开挂线术治疗肛裂

临床资料：本组352例，男185例，女167例；年龄16～72岁；病史1周～40年。Ⅰ期肛裂63例，Ⅱ期肛裂161例，Ⅲ期肛裂128例。

治疗方法及结果：骶管麻醉，取截石位，常规消毒。于肛门后位略偏一侧行长约2.5cm的梭形切口，用球头探针一端从切口距肛缘2cm处皮下向肛内探入，穿过外括约肌皮下部及部分内括约肌，从齿线上0.5cm处穿出，将系有丝线的橡皮筋固定在探针的一端，并从另一端引出，再将橡皮筋两端合拢交接，用7号丝线系紧固定。若合并有哨兵痔、肛乳头肥大者钳夹切除后再进行挂线治疗。1～3周后痊愈，治愈率100%。

2.切开挂线术治疗肛瘘

临床资料：本组587例，男365例，女222例；年龄3个月～82岁；病史2个月～46年。

单纯低位肛瘘65例，复杂性低位肛瘘126例；单纯高位肛瘘262例，复杂性高位肛瘘34例。

治疗方法及结果：骶管麻醉，取截石位，常规消毒。一手持球头探针从外口缓缓探入，另一手食指在肛门内做引导，仔细探查瘘管的走行，准确寻找内口，如有多个外口，要确定外口与外口之间是否相通，若相通要分清哪一个是主管，哪些是支管；若不相通，各行其道，需分别处理。探针自内口探出后，沿探针走行方向做放射状切口，切开内外口间皮肤及皮下层组织，其挂线方法同肛裂，橡皮筋张力大小应根据瘘道深浅而定。如复杂性肛瘘可行多口引流、主管切开挂线疗法。一般低位肛瘘可自行脱落，高位肛瘘可行2～3次紧线。12～50d痊愈，3例行二次手术后治愈。一次治愈率99.4%。

3. 切开挂线术治疗肛周脓肿

临床资料：本组605例，男356例，女249例；年龄26d~79岁；病史2～20d。低位脓肿392例，高位脓肿213例。

治疗方法及结果：骶管麻醉，取截石位，常规消毒。确定脓肿的部位及范围，于脓肿的中心处做放射状切口，切开皮肤及皮下组织，用止血钳钝性分离组织间隔，引出脓液，再用食指探查脓腔，破坏脓腔间隔，用双氧水、生理盐水冲洗脓腔，用球头探针从脓腔外口向肛内缓缓探入，另一手指在肛门内引导，仔细查找内口，将探针从内口穿出，其挂线同肛裂、肛瘘。若后位脓肿，两侧行弧形切口，后位行放射状切口并从后位予以挂线。14～56d痊愈。4例二次手术后治愈，一次治愈率99.3%。

4. 切开挂线术治疗肛管直肠狭窄

临床资料：本组65例，男37例，女28例；年龄26d～76岁。肛门狭窄31例，直肠狭窄34例，管状狭窄6例，环状狭窄28例，部分狭窄31例。适应证：狭窄部位上端不超过8cm，且能纳入1食指者，不包括肿瘤造成的狭窄。

治疗方法及结果：骶管麻醉，取截石位，常规消毒。确定狭窄部位及性质后，于狭窄部位中心的底部下缘0.5cm处，一手持球头探针向肛内探入，另一手在肛内引导下，探针跨过狭窄环从顶部上缘0.5cm处穿出，予以挂线，方法同前。7～25d痊愈，治愈率100%。

阿是穴挑治法治疗混合痔临床疗效观察

张锦　李轶　李师

痔疮是人类特有的疾病，由于直立行走之故，在重力的作用下，直肠末端血液循环较差，加之现代人不良的生活、饮食习惯，发病率较高，其主要症状以疼痛、便血和痔核脱出较为常见。笔者采用阿是穴挑治法治疗混合痔取得良好临床效果，现将结果报道如下。

1.资料与方法

1.1 临床资料：入组患者为2018年1—10月在笔者所在医院肛肠科就诊的混合痔患者，共80例，年龄20～60岁，平均（36±3.2）岁。按随机数字表法，将80例混合痔患者随机分为治疗组和对照组，每组各40例。治疗组男24例，女16例；对照组男27例，女13例。2组患者在性别、年龄及病程等方面比较差异均无统计学意义（$P>0.05$）。

1.2 诊断标准：参照2006年中华中医药学会肛肠分会、中国中西医结合学会大肠肛门病专业委员会制定的痔诊断标准：主要临床表现以疼痛、便血和痔核脱出为主。排除肠道器质性疾病。

1.3 治疗方法：

1.3.1 治疗组：阿是穴挑治法。方法：腰骶部靠近脊柱和肛门部灰白色、浅红色的压之不褪色的点为挑刺点。穴位局部常规消毒，用三棱针进行挑刺，每日选取3～5个阿是穴，分别针刺1次，挑刺后局部常规消毒，7天为1个疗程。

1.3.2 对照组：治疗采用马应龙麝香痔疮栓（批号20171201030，马应龙药业有限公司）。方法：纳肛，1粒/次，1日2次。

1.4 观察指标及疗效判定标准：

1.4.1 疗效判定标准：参照《中医病证诊断疗效标准》中有关标准拟定。治愈：疼痛、便血消失，痔核回纳。好转：疼痛减轻、便血减少或者消失，痔核仍脱出或部分脱出。无效：症状无明显好转。

1.4.2 症状评分：采用自制症状评分量表评分，记录治疗前后积分变化，见表1。

1.5 统计学方法：采用SPSS 15.0统计学软件。计量资料采用t检验，计数资料采用χ^2检验。$P<0.05$为差异有统计学意义。

表1 症状及评分量表

分值	疼痛	便血	痔核
0	无症状	无症状	无脱出
1	轻	少量	轻度脱出
2	中等	中等，滴血	脱出可回纳
3	重	重，喷血	脱出不能回纳

2.结果

2组疗效、症状积分情况比较见表2、表3。

表2 治疗疗效比较

组别	n	治愈（n）	好转（n）	无效（n）	总有效率（%）
治疗组	40	6	29	5	87.5*
对照组	40	5	24	11	72.5

*与对照组比较$P < 0.05$

表3 患者症状积分情况比较（分）

组别	时间	疼痛	便血	痔核
治疗组	治疗前	2.34 ± 0.32	2.20 ± 0.17	2.31 ± 0.46
	治疗后	1.04 ± 0.26*	1.21 ± 0.25*	1.87 ± 0.42#
对照组	治疗前	2.29 ± 0.35	2.19 ± 0.44	2.38 ± 0.49
	治疗后	1.26 ± 0.48	1.23 ± 0.39	1.94 ± 0.46

*与对照组比较$P < 0.05$；#与对照组比较$P > 0.05$

3. 讨论

痔疮是临床常见病，各个年龄段皆好发，其多是由于肛垫下移，直肠下端静脉丛曲张而形成。祖国医学认为：饮食不节，劳作失宜，脏腑失和，湿热下注大肠，导致肛门部气血纵横，经脉横解而发为痔。“阿是穴”这一名称首见于《千金要方》，它们既无具体名称，又无固定位置，而是以病痛的局部或病痛的反应点（有斑点、变色、酸、胀、麻、痛、重等典型反应）作为穴位的一类腧穴。对一些病症的治疗往往能收到意想不到的效果。阿是穴可以在全身任何地方出现，是一种临时腧穴现象。当疾病发生的时候，人体的某一部分就会发生相应的气血阻滞，造成气血的局部性、临时性的聚集，从而出现阿是穴现象。当这种疾病解除时，气血的临时聚集也随之解除，阿是穴现象即消失。腰骶部靠近脊柱和肛门部的阿是穴属于局部邻近取穴，从经络循行看，又是足太阳膀胱经的走行范围，属“经脉所过，主治所及”。位邻肛门，挑刺之可直达病所，具有疏导经气，活血化瘀，消肿止痛，清热散结之功，可使瘀血浊气外泄，改善肛周气血，使曲张的痔静脉丛的血流畅达，从而取得疗效。

有文献指出了针刺治疗痔疮的部分错误做法，如：将阴阳经的五腧穴配属五行穴的规律混为一谈；患处用电针（能加重水肿和出血）；并阐述了放血拔罐能减轻局部血液瘀积和静脉扩张。因此，临床医生要正确运用中医理论指导痔疮的治疗，尤其是针刺治疗，如此方能使治疗行之有效。

本研究结果显示，疗程结束后，治疗组临床疗效明显优于对照组，差异显著（$P < 0.05$）。治疗组疼痛、便血症状积分降幅明显高于对照组，差异均有统计学意义（$P < 0.05$），表明阿是穴挑治法对于混合痔疼痛、便血症状的改善效果肯定，且优于对照组。治疗组与对照组痔核脱垂症状积分均较治疗前有所下降，但差异不具有统计学意义

（$P>0.05$），表明阿是穴挑治法对于痔核脱垂改善不明显。

综上所述，临床采用阿是穴挑治法治疗混合痔，具有方法简单、见效快的特点，且临床疗效稳定，值得推广。

芍药甘草汤联合选择性痔上黏膜吻合术对混合痔患者肛肠动力及治疗效果的影响

张锦　李轶　李明哲　陈萌

根据痔的发病部位，可将痔分为外痔、内痔及混合痔，混合痔是合并有外痔和内痔的混合类型，是临床较为常见的一种肛肠疾病，约占肛肠疾病的85.5%，女性为其高发人群，可导致肛门坠胀、异物脱出、局部出血等症状，严重威胁患者的身心健康。外科手术是临床治疗混合痔的常用方法，外剥内扎术是传统治疗混合痔的最常用术式，虽能有效清除痔疮，但手术创伤较大，极易影响患者的肛肠功能，甚至诱发各种并发症，疗效并不十分令人满意。选择性痔上黏膜吻合术是当前临床治疗混合痔的常用手段。痔上黏膜环切术（PPH术）是基于“肛垫学说”理论制定的术式，该术式主要是通过切断痔核的供血动脉分支以及促进肛垫的复位，从而达到根治的目的，但是该术式由于需要将非脱垂部位黏膜一并切除，手术后极易诱发多种并发症。选择性痔上黏膜吻合术是基于痔上黏膜环切术改良的一种新型微创术式，其主要是在符合肛门解剖生理条件下对痔疮进行选择性剥除，不但能发挥PPH术的“断流”“悬吊”作用，还具有操作便捷、创伤小、并发症少等优点，近些年已经成为痔疮的常用术式，但是由于该术式并非彻底地、完全地剥除痔疮，容易导致部分痔体残留在肛内，效果并不是十分理想。

此外，手术对患者而言属于一种外源性刺激，极易导致肛门坠胀、肛门出血、肛门疼痛等并发症，严重影响患者的预后。芍药甘草汤具养阴生津、柔肝理脾之效。本研究旨在探讨芍药甘草汤联合TST术治疗混合痔患者的临床疗效，以期为混合痔的临床治疗提供实践指导参考依据。

1. 研究对象与方法

1.1 诊断标准

1.1.1 西医学诊断标准：参考《痔临床诊治指南》关于混合痔的诊断标准，相应部位的外痔（齿状线远侧皮下）与内痔（肛管血管垫）血管丛相互融合，甚至可导致环状痔的脱出。

1.1.2 中医诊断标准：参考《实用中医外科学》中关于湿热下注型混合痔的辨证标准：①血随便下，色鲜红、量大。②肛门处肿物外脱，肿痛灼热。③肢体困重，渴不喜饮。④纳呆呕恶。⑤大便里急后重，小便短赤。⑥脉弦数，苔黄腻，舌质红。具备上述①~③中至少一个症状及④或④~⑥中任一症状即可确诊。

1.2 纳入标准及排除标准：

1.2.1 纳入标准：①符合西医关于混合痔的诊断标准及中医关于湿热下注型混合痔的诊断标准。②年龄20~70岁。③既往无肛肠手术史者。④患者或患者家属知情同意并且签署知情同意书面协议。⑤无意识障碍或精神病病史，或可正常沟通交流者。

1.2.2 排除标准：①入组前1个月内使用抗感染、免疫、激素等治疗者。②无法完成治疗方案或临床资料不全者。③合并有心、肝、肺、肾、免疫系统、血液系统等严重器质性疾病者。④妊娠期、哺乳期患者及合并有恶性肿瘤疾病等特殊人群者。

1.3 一般资料：选择2016年1月—2017年12月笔者所在医院收治的160例混合痔患者作为研究对象，根据随机数字表法将160例患者分为观察组（80例）和对照组（80例）。观察组中男性患者38例，女性患者42例；年龄20~70岁，平均（45.59±3.32）岁；病程1~20年，平均（11.19±3.36）年。对照组中男性患者37例，女性患者43例；年龄20~70岁，平均（45.64±3.41）岁；病程1~20年，平均（11.25±3.42）年。观察组及对照组患者的性别、年龄、病程等基线资料通过统计学软件分析，统计结果均显示$P>0.05$，表示两组患者的基线资料均衡可比。

1.4 方法：

1.4.1 对照组：对照组患者予以TST术治疗，患者取截石位，麻醉方式为硬膜外麻醉，常规消毒铺巾后适度扩肛，选择大小适宜的肛门镜插入肛门并将内筒拔出，使痔区充分暴露，将待切除的痔上黏膜置于肛门镜窗口内，使用“2-0”可吸收线在齿状线上3~4cm处行点线牵引缝合。对于较大的痔核，可先行荷包缝合牵引，牵引后将一次性TST33-T80开环式痔上黏膜微创吻合器头部置于直肠内，使用荷包线围绕中心杆打结收紧，分别由吻合器两侧孔中拉出缝线，缝线拉出后将吻合器旋紧，打开机身保险，行切割吻合，吻合后压迫止血30s，将吻合器拔出，创面缝合使用“3-0”可吸收线进行缝合。术后予以常规抗感染、坐浴、软化大便、利尿、饮食指导等处理。

1.4.2 观察组：观察组患者予以芍药甘草汤联合TST术治疗，TST术处理与对照组一致。芍药甘草汤方剂组成：甘草6g，白芍20g，连翘10g，金银花30g，白花蛇舌草30g，蒲公英30g，川牛膝10g，赤芍15g，防风6g，黄芩9g，陈皮6g，秦艽6g。伴便秘者，加火麻仁10g，制大黄10g；对于便血甚者，加槐花30g；对于肛门坠胀甚者，加升麻6g，柴胡6g；

排尿困难者，加车前子15g。将上述中药加水600mL，煎煮至300mL，术后第1天开始，每日早、晚2次温服，1剂/d，连续用药5天。

1.5 观察指标：采用消化道压力监测仪测定治疗前后两组患者的肛肠动力学指标[最大收缩压（maximum systolic blood pressure，MSP）、静息压（anal resting pressure，ARP）、肛管高压区长度（high pressure zone，HPZ）]变化情况，随访6个月，比较两组患者的临床疗效、术后并发症发生率及复发率。

临床疗效判断标准：①无效：肛门坠胀、异物脱出、局部出血等症状及体征无明显改善。②有效：肛门坠胀、异物脱出、局部出血等症状及体征明显缓解。③显效：肛门坠胀、异物脱出、局部出血等症状及体征基本消失；临床总有效率=（有效+显效）/总例数×100%。并发症包括肛门狭窄、尿潴留、创口出血、肛门水肿等。

1.6 统计学方法：所有数据均在统计软件SPSS16.0进行分析，以百分数表示计数资料，以χ^2检验作为计数资料组间比较的检验方法，以（$\bar{x} \pm s$）表示计量资料，以t检验作为计量资料组间比较的检验方法，以$P<0.05$表示有统计学意义。

2.结果

2.1 治疗前后两组患者的肛肠动力学指标变化情况：治疗前，观察组及对照组的HPZ、ARP、MSP比较，差异无统计学意义，均$P>0.05$；治疗后，观察组及对照组HPZ、ARP、MSP均明显高于治疗前，且观察组明显高于对照组，均$P<0.05$，见表1。

表1 治疗前后两组患者的肛肠动力学指标变化情况

组别	时间	HPZ（cm）	ARP（mmHg）	MSP（mmHg）
观察组	治疗前	3.21 ± 0.31	29.61 ± 3.31	102.02 ± 11.04
	治疗后	4.45 ± 0.49^{ab}	46.32 ± 4.27^{ab}	133.56 ± 13.36^{ab}
对照组	治疗前	3.22 ± 0.33	29.64 ± 3.28	102.04 ± 11.10
	治疗后	3.65 ± 0.42^{a}	36.71 ± 3.56^{a}	115.53 ± 12.74^{a}

a表示与同组治疗前比较，$P<0.05$；b表示与对照组治疗后比较，$P<0.05$。

2.2 两组患者的临床疗效比较：观察组总有效率为92.50%（74/80），对照组总有效率为81.25%（65/80），两组比较，$P<0.05$，见表2。

表2 两组患者临床疗效比较

组别	n	无效（n）	有效（n）	显效（n）	总有效率（%）
观察组	80	6	30	44	92.50
对照组	80	15	28	37	81.25
χ^2				5.04	
P				0.032	

2.3 两组患者的并发症发生率比较:观察组并发症发生率为3.75%（3/80），对照组并发症发生率为15.00%（12/80），两组比较，$P<0.05$，见表3。

表3　两组患者的并发症发生率

组别	n	肛门狭窄(n)	尿潴留(n)	创口出血(n)	肛门水肿(n)	总并发症发生率（%）
观察组	80	1	1	0	1	3.75
对照组	80	2	4	3	3	15.00
χ^2				5.48		
P				0.028		

2.4 两组患者的复发率比较:随访6个月，观察组复发率为1.25%（1/80），对照组复发率为11.25%（9/80），经χ^2检验，差异具有统计学意义（χ^2=5.38，P=0.030）。

3. 讨论

混合痔是一种十分常见的肛肠疾病，该病的发生与不良饮食、生活、排便习惯等相关，可表现为局部疼痛、肛门出血、肛门坠胀、异物脱出等。近些年，随着人们饮食、生活方式的改变，混合痔的发病率呈现逐年递增的趋势，对患者的生活质量造成十分严重的影响。中医理论认为“筋脉横解，肠辟为痔”，认为混合痔的发病与湿、热、风、燥、气虚、血虚等有关，治疗时应以收敛止血、益气固脱等治疗为主。

单纯用药治疗及其他保守疗法并不能彻底清除痔疮，而通过外科手术治疗可有效切除痔疮，因此手术仍是当前临床治疗混合痔的常用方案。外剥内扎术是临床治疗混合痔的一种传统术式，该术式可彻底、完全地剥除痔疮，对控制病情尤为有效。但近些年的研究显示，由于外剥内扎术的手术创面比较大，极易损伤痔疮周围的组织及血液循环，影响痔疮区域的血供，术后极易造成出血、水肿等并发症，不利于患者术后的康复。选择性痔上黏膜吻合术属于一种新型的微创术式，该术式的特点是符合肛门解剖生理，创伤小、疼痛轻、恢复快等，已被广泛应用于混合痔的治疗。选择性痔上黏膜吻合术有效保护了肛垫的正常解剖结构及黏膜血管，并可使移位、脱垂的肛垫组织恢复至正常的解剖位。但近几年的临床实践表明，由于肛周微小血管多、肛管感觉神经丰富及手术操作等因素的影响，手术还是会在一定程度上损伤机体的肛周血管、肛周神经及软组织等，造成肛门肌肉运动、神经传递、血供等功能障碍，不但会增加肛门狭窄、肛门出血、尿潴留、水肿等并发症的发生，还会影响机体对肛门精细活动的操控能力，主要表现为肛肠动力学指标水平降低、肛肠运动缓慢等，不利于患者的预后。

肛肠动力学是一门新兴的学科，是研究肛管、直肠、结肠等肠管运动方式的病理生理学学科，其研究方法主要有肌电生理、动力学、静力学等。肛肠动力学指标检测具有操作方便、客观、无创等优点，对肛肠疾病的确诊、治疗方案的制定、术后肛门功能的评估均具有十分重要的作用。最大收缩压、静息压、肛管高压区长度等是反映机体肛肠动力学的几种常见指标。混合痔患者由于肛垫内血管压力的升高及肛门内外括约肌活动的异常，可造成肛门、直肠压力紊乱，造成最大收缩压、静息压、肛管高压区长度的下降，肛肠动力学指标的改变又会进一步影响机体的排便功能，不利于混合痔术后的恢复。当前国内外关于混合痔术后的评价主要停留在术后患者主观感受及临床症状的改善上，而关于术后肛肠动力学等指标的变化研究较少，极易造成疗效的偏差。本研究中，以肛肠动力学指标作为观察指标，能更加全面、更加客观地反映治疗的疗效。

芍药甘草汤来源于汉代张仲景所著的《伤寒论·辨太阳病脉证并治》，具有缓急止痛、柔肝舒筋之效。本研究中所用芍药甘草汤由芍药、甘草、连翘、金银花、白花蛇舌草、蒲公英、川牛膝、赤芍、防风、黄芩、陈皮、秦艽等组成，应用时随症加减。方中芍药具有补肝柔筋之效；甘草具有补脾益气之效；芍药、甘草均具有缓急止痛之效，两药配伍，可起到协同作用，能增强缓急止痛的功效。此外，芍药甘草汤还具有破除血痹、通顺血脉之效；甘草、芍药两药配伍，可起到去瘀生新之效。现代药理学研究显示，芍药可对脊髓及中枢性反射弧兴奋、中枢性疼痛产生抑制作用；而甘草具有镇静及抑制神经末梢兴奋的作用；两药联用，可对神经末梢性及中枢性肌肉痉挛、肌肉疼痛产生治疗作用。因此在混合痔术后应用芍药甘草汤能有效缓解术后的疼痛，有利于促进术后患者的康复。

本研究结果显示，治疗后，观察组的HPZ、ARP、MSP均明显高于对照组，临床疗效明显优于对照组，并发症发生率及复发率均明显低于对照组，结果表明，芍药甘草汤可有效改善患者的肛肠动力学指标。分析原因可能是由于芍药甘草汤对副交感神经兴奋所致的肠管收缩产生抑制作用，从而改善肠道平滑肌的运动能力等。朱广伟等研究显示，芍药甘草汤可通过抑制突触前与突触后受体，从而抑制神经兴奋造成的回肠收缩。朱飞叶等研究显示，芍药甘草汤可增加便秘大鼠的粪便数量、粪便含水率及ICC数量，还能对神经递质VIP、NOS、NO等产生抑制性作用，该研究认为芍药甘草汤主要是通过调控肠神经-ICC-平滑肌系统，从而提高机体肠道平滑肌的运动能力，从而有效地改善机体的肛肠动力学指标。韩坚等研究显示，新斯的明属于抗胆碱酯酶药物，可产生拟胆碱作用，具有抑制胆碱酯酶水解作用。乙酰胆碱为平滑肌内兴奋传递物质，可激动M胆碱能受体，从而使胃肠道兴奋，增加肠管的收缩张力和幅度。芍药甘草汤对新斯的明和乙酰胆碱所致痉挛均具有显著的解痉作用，可产生拮抗胆碱能受体作用，从而有效地缓解肠管平滑肌痉挛，进一步改善机体的肛肠动力学指标。

综上所述，采用芍药甘草汤联合TST术治疗混合痔患者，疗效确切，可有效地促进患者肛肠动力的恢复，减少术后并发症及疾病的复发。

中药熏洗联合普通针刺对肛肠患者术后创面愈合的影响及机制分析

张锦 李师 蓝菲 关威

肛肠类疾病是临床的多发病、常见病，属于中医“瘘”“痔”范畴。手术是治疗肛肠疾病的主要手段，肛肠术后由于手术创伤损伤肌表及筋脉，导致气血及精血津液运行受阻，造成湿热蕴结、气滞血癖，且手术创面距离肛门近，极易受到外邪侵入而成毒，造成创面水肿、渗液、渗血及肛门疼痛等，影响创面的愈合，甚至会诱发一系列并发症，严重影响术后患者恢复。因此寻找一种安全有效的方法促进创面的愈合，减少并发症的发生尤为重要。中药熏洗与针灸是中医治疗的重要手段，中药熏洗可促进局部的血液循环，而针刺痔疮穴具有泻火排毒、消炎止痛、退热通便等功效，中药熏洗与针灸联用对改善肛肠术后症状，促进创面愈合具有十分重要的作用。现代医学研究显示，手术等外源性应激可刺激末梢神经释放神经肽SP，神经肽SP属于一种血管活性肽，具有促进血管内皮细胞增生、调控细胞修复的作用。本研究旨在探讨中药熏洗联合普通针刺对肛肠患者术后创面愈合的影响及分析其机制，以期为肛肠术后患者的临床治疗提供实践参考依据。

1. 研究对象与方法

1.1 诊断标准：肛瘘、痔疮、肛周脓肿诊断标准参考1995年国家中医药管理局颁布的《中医肛肠科病证诊断疗效标准》制定。

1.1.1 肛瘘诊断依据：有肛痈病史。病灶有外口、管道、内口可征。

1.1.2 痔疮的诊断依据：①便血及肛门部肿物，可有肛门坠胀、异物感或疼痛。②可伴有局部分泌物或瘙痒。③肛管内齿线上下同一方位出现肿物（齿线下亦可为赘皮）。

1.1.3 肛周脓肿诊断依据：①局部红肿疼痛，有波动感，一般无明显全身症状者，多位于肛提肌以下间隙，属低位肛痈。包括坐骨直肠间隙脓肿、肛周皮下脓肿、括约肌间隙脓肿。②出现寒战、高热、乏力、脉数等全身症状，血白细胞总数及中性粒细胞增高，局部穿刺可抽出脓液者，多位于肛提肌以上间隙，属高位肛痈。包括骨盆直肠间隙脓肿、直肠后间隙脓肿、直肠黏膜下脓肿。

1.2 纳入标准：①符合肛瘘、痔疮、肛周脓肿的诊断标准，且行手术治疗者。②无肛肠手术史者。③肛门形态及功能正常者。④年龄20～80岁。⑤知情同意并且签署知情同意书面协议。⑥入组7天内未使用外用膏药及相关熏洗药物治疗者。

1.3 排除标准：①合并高血压、糖尿病、恶性肿瘤者。②其他疾病所致特异性肛肠疾病者。③处于妊娠期、哺乳期的女性患者。④无法配合治疗者。⑤合并传染性疾病者。⑥对中药熏洗药物过敏者。⑦恐惧针刺治疗，无法坚持针刺治疗者。

1.4 一般资料：本研究选择的154例患者均为2016年1月—2017年12月在笔者所在医院行肛肠手术患者，根据随机数字表法将154例患者分为观察组（n=77）和对照组（n=77）。观察组中男性患者42例，女性患者35例；年龄20～80岁，平均（44.18±5.59）岁；病程1～20年，平均（10.09±1.04）年；疾病类型：肛瘘19例，痔疮30例，肛周脓肿28例。对照组中男性患者41例，女性患者36例；年龄20～80岁，平均（44.12±5.63）岁；病程1～20年，平均（10.15±1.09）年；疾病类型：肛瘘17例，痔疮31例，肛周脓肿29例。观察组及对照组患者的性别、年龄、病程、疾病类型等基线资料经统计学分析，统计结果均显示$P>0.05$，表示两组患者的基线资料均衡可比。

1.5 方法：手术后两组患者均予以常规基础治疗，注射用头孢匹胺钠（国药准字号为H20055422，山东鲁抗医药股份有限公司）0.5g，加至100mL 5%葡萄糖液中，静脉滴注，每日2次；奥硝唑氯化钠注射液（国药准字H20060399，由四川科伦药业股份有限公司生产）100mL，静脉滴注，每日2次，手术创口常规应用碘伏换药。

对照组患者在常规治疗基础上加以高锰酸钾溶液坐浴治疗，术后第2天开始使用1000mL 0.02%高锰酸钾溶液熏洗坐浴，每次10min，每日1次，坐浴治疗后予以创面换药，共治疗7天。

观察组患者予以中药熏洗联合普通针刺治疗，中药熏洗方剂组成：黄柏15g，苦参15g，黄芩9g，黄连9g，川芎10g，生川乌9g，红花9g，蒲公英15g，芦荟15g，地肤子15g，冰片9g，蛇床子15g，上述药物水煎煮，取药液400mL备用。将药液用温水冲至1000mL后进行熏洗，每日2次，每次15min，熏洗后使用碘伏消毒，创口使用无菌纱布覆盖。针刺：术后第1天开始采取针刺治疗，患者取仰卧位，取痔疮穴，采用酒精常规消毒痔疮穴，消毒后取2寸毫针，以提插捻转平补平泻法对患者的痔疮穴进行针刺，针刺时以患者感到局限性针感及酸麻胀为宜，每次针刺时停留30min，期间每6min捻针1次，每日针刺1次，共治疗7天。

1.6 观察指标：对比分析两组患者的症状改善时间、临床疗效，同时采用酶联免疫法检测治疗前后两组患者血清中神经肽SP含量。

（1）症状改善时间。记录两组患者术后便血消失时间、肛缘水肿消失时间、疼痛消失时间、伤口愈合时间。

（2）肛门坠胀及肛门疼痛评分。肛门坠胀评分标准：无坠胀感计为0分；偶有坠胀感计为2分；肛门坠胀感频发，且对正常工作及生活造成影响，经休息或治疗后缓解计为4

分；肛门坠胀感频发，严重影响工作及生活，经休息或治疗后仍无法有效缓解计为6分；分值越高表示患者的肛门坠胀感越严重。肛门疼痛评分采用视觉模拟评分法（VAS评分）进行评定，分值为0～10分，0分表示无痛，10分表示疼痛难以忍受，分值越高表示患者的肛门疼痛越严重。

（3）临床疗效判断标准。参照《中医病证诊断疗效标准》进行评价。①显效：创面无渗液、渗血，水肿消退，无感染，疼痛显著减轻。②有效：创面有少量渗液、渗血，无感染，水肿及疼痛症状有所减轻。③无效：创面有大量渗液、渗血，水肿及疼痛症状未见任何改善甚或加重；总有效=（有效+显效）/总例数×100%。

（4）神经肽SP含量测定。抽取患者的3mL空腹静脉血，以2000r/min速度进行离心，离心时间为10min，取血清置于-20℃冰箱待测，采用酶联免疫法测定血清中神经肽SP含量。

1.7 统计学方法：所有数据均在统计软件SPSS 16.0进行分析，以百分数表示计数资料，以χ^2检验作为计数资料组间比较的检验方法，以（$\bar{x}\pm s$）表示计量资料，以t检验作为计量资料组间比较的检验方法，以$P<0.05$表示有统计学意义。

2.结果

2.1 两组患者的症状改善时间比较：观察组患者的术后便血消失时间、肛缘水肿消失时间、疼痛消失时间、伤口愈合时间均明显短于对照组，均有$P<0.05$，见表1。

表1 两组患者的症状改善时间比较（$\bar{x}\pm s$）

组别	便血消失时间（天）	肛缘水肿消失时间（天）	疼痛消失时间（天）	伤口愈合时间（天）
观察组（n=77）	6.68±1.45	7.57±1.64	6.33±1.27	11.65±2.58
对照组（n=77）	8.85±1.92	9.95±2.13	8.98±1.98	16.89±2.93
t	7.84	8.84	6.89	5.25
P	0.000	0.000	0.000	0.000

2.2 两组患者的肛门坠胀评分及肛门疼痛评分比较：治疗前，观察组及对照组患者的肛门坠胀评分及肛门疼痛评分比较，差异无统计学意义，均$P>0.05$。治疗后，观察组及对照组患者的肛门坠胀评分及肛门疼痛评分均明显低于治疗前，且观察组明显低于对照组，均$P<0.05$，见表2。

表2 两组患者的肛门坠胀评分及肛门疼痛评分比较（$\bar{x}\pm s$）

组别	时间	肛门坠胀评分（分）	肛门疼痛评分（分）
观察组（n=77）	治疗前	3.94±0.92	7.33±1.22
	治疗后	0.68 ± 0.11^{ab}	2.10 ± 0.55^{ab}
对照组（n=77）	治疗前	3.83±0.94	7.29±1.25
	治疗后	1.67 ± 0.45^{a}	4.95 ± 1.03^{a}

注：a表示与同组治疗前比较，$P<0.05$；b表示与对照组治疗后比较，$P<0.05$。

2.3 两组患者的临床疗效比较：观察组总有效率为98.70%，对照组总有效率为81.82%，观察组的总有效率明显高于对照组，$P<0.05$，见表3。

表3 两组患者的临床疗效比较

组别	无效（n）	有效（n）	显效（n）	总有效率（%）
观察组（n=77）	1	16	60	98.70（76/77）
对照组（n=77）	14	22	41	81.82（63/77）
χ^2				6.62
P				0.013

2.4 两组患者的神经肽SP含量变化情况比较：治疗前，观察组及对照组患者的神经肽SP含量比较，差异无统计学意义，$P>0.05$。治疗后，观察组及对照组患者的神经肽SP含量均明显高于治疗前，且观察组明显高于对照组，$P<0.05$，见表4。

表4 两组患者的神经肽SP含量变化情况比较（$\bar{x}\pm s$，ng/g）

组别	时间	神经肽 SP 含量（ng/g）
观察组（n=77）	治疗前	138.65 ± 12.54
	治疗后	245.56 ± 16.69[ab]
对照组（n=77）	治疗前	138.73 ± 12.59
	治疗后	171.59 ± 14.42[a]

注：a表示与同组治疗前比较，$P<0.05$；b表示与对照组治疗后比较，$P<0.05$。

3. 讨论

肛瘘、痔疮、肛周脓肿是肛肠科较为常见的疾病类型，手术是治疗肛肠科疾病的重要治疗手段。肛肠手术术后创面多为开放性创口，创面极易受到污染及刺激，因此大多患者术后常伴有创面局部瘙痒、疼痛、水肿、坠胀、排尿障碍等并发症。肛肠术后由于创口周围组织出现神经末梢暴露、毛细血管瘀阻、微循环障碍等病理生理变化，加之坏死组织液化流出、创口引流、排便等，极易影响手术创面的愈合，因此，肛肠病术后创面换药是保证手术效果、促进术后创面愈合的关键。凡士林纱条换药是当前临床常用的换药方式，但该换药方式仅能起到引流的作用，并不能达到止痛、抗菌、促进创面愈合的效果。因此，寻找一种更为有效地促进创面愈合的方案对提高手术效果尤为重要。

中医认为，影响肛肠术后创面愈合的因素包括以下几点：术后风湿燥热之邪侵袭机体所致；术后饮食不节、体质虚弱、劳伤忧思等导致伤口瘀湿郁阻所致；术后外感不洁毒邪，术后湿热余毒未尽，毒邪侵袭创面，血行不畅，脓汁不止所致。

中药熏洗是一种重要中医治疗手段，中药熏洗主要是借助熏洗液的温度热作用促进药物的吸收，提高药物的疗效。研究显示，通过中药熏洗可有效降低肛管的静息压力，缓解括约肌的痉挛，促进局部毛细血管的扩张，加快局部淋巴液及血液循环，促进机体的新陈代谢，改善创面周围组织的营养。董庆云等研究显示，中药熏洗主要是通过热力作用及药物作用，从而松弛痉挛的括约肌，改善局部淋巴循环与血循环，消除水肿，通畅经络，缓解疼痛。此外，通过中药熏洗，还能对皮肤的神经末梢感受器产生刺激作用，从而激发机体的自身调节功能，阻断了机体的病理反射，进一步促进了创面的愈合。本研究中的中药熏洗方剂由黄柏、苦参、黄芩、黄连、川芎、生川乌、红花、蒲公英、芦荟、地肤子、冰片、蛇床子等组成，方中黄柏、黄连、黄芩具有清热、燥湿、解毒之效；苦参具有清热、燥湿、止痒、消肿之效；川芎具有活血行气之效；生川乌具有祛风、除湿、温经、止痛之效；红花具有活血、化瘀、消肿之效；蒲公英具有清热、解毒、消肿之效；芦荟具有泄热、消肿之效；地肤子、蛇床子具有清热燥湿、止痒之效；冰片具有清热、止痛、去腐、生肌之效；全方合用共奏祛风除湿、消肿止痛、清热解毒之功。

针刺痔疮穴治疗最早记载于《五十二病方》，研究显示，针刺痔疮穴具有消炎止痛、退热通便、解毒泻火之效，因此，大多肛肠术后患者选择以此穴作为针刺的穴位，具有疗效快、疗程短及安全性高等优点。有研究显示，针刺痔疮穴具有止血、缓解肛门括约肌痉挛、止痛等作用。

感觉神经肽指的是由感觉神经元胞体释放的一类神经肽，包括K物质、降钙素基因相关肽（CGRP）、P物质（SP）等，其中以神经肽SP为创面愈合的重要媒介，与创伤修复的关系最为密切。当机体组织受到创伤时，就会刺激感觉神经末梢释放神经肽SP，SP可与肥大细胞、T淋巴细胞、巨噬细胞等免疫细胞的特异受体相结合，结合后可刺激机体免疫细胞释放相关的细胞因子并参与创伤修复早期阶段的炎性反应调控；在创面修复中期阶段，SP还可与表皮干细胞、血管内皮细胞、成纤维细胞上的受体相结合，结合后可促进各类细胞DNA的合成；因此，在创面的愈合过程中，SP含量会随之增加。

本研究结果显示，观察组的症状改善时间、肛门坠胀评分、肛门疼痛评分、临床疗效均明显优于对照组，且神经肽SP含量明显高于对照组，结果表明，中药熏洗联合普通针刺治疗肛肠术后患者疗效显著。分析可能与以下因素有关：①提高创面组织SP的表达：在创面形成后，神经肽SP可通过促进创面成纤维细胞的生长及修复细胞DNA的合成等作用完成创面愈合。中药熏洗与针刺治疗促进创面愈合的机制可能与其增强机体创面分泌神经肽SP含量有关。②提供酸性环境：研究发现，肛肠手术前及手术过程中，创面的pH并未发生明显的改变，但手术后由于创面是开放的，导致有CO_2逸至空气，从而使创面pH升至7.7左右，同时，创面组织在微生物的分解下可生成氨，导致创面处于碱性环境，碱性环境极易造成组织毒的形成，从而使创面处于缺氧状态，不利于创面的愈合。而中药熏洗可为创面提供酸性环境，酸性环境有利于上皮组织的再生、毛细血管的生长及成纤维细胞的增殖。中药熏洗与针刺治疗促进创面愈合的机制可能与其降低创面pH有关。③消肿止痛作用。

中药熏洗可降低微血管的通透性，促进创面局部的血液循环及新陈代谢，有利于水肿的吸收及淤血的消散。④抗炎抑菌作用：现代药理研究学研究证实，中药熏洗方中的黄柏、苦参等中药对革兰阳性菌及革兰阴性菌均具有一定程度的抗炎、抑菌作用，有效减少了感染的发生，有利于促进术后创面的愈合。

综上所述，在肛肠术后患者中施以中药熏洗联合普通针刺治疗，可有效促进术后创面的愈合，其作用机制可能与上调创面神经肽SP的表达有关。

李师教授运用挂线疗法治疗耻骨直肠肌综合征的临床经验总结

高戈　指导教师：李师

耻骨直肠肌综合征（Puborectalis syndrome，PRS）是一种以耻骨直肠肌痉挛性肥厚，致使盆底出口处梗阻为特征的排便障碍性疾病。组织学改变为耻骨直肠肌肌纤维肥大。亦称为耻骨直肠肌肥厚，属于出口梗阻型便秘的一种。过去对本病尚无认识，教科书及肛肠外科专著上很少提及，近年来随着国内外报道的逐渐增多，才愈来愈受到人们的重视。祖国医学属便秘范畴，《内经》称谓“大便难”。是肥厚痉挛的耻骨直肠肌牵拉肛管直肠交界处，使肛管直肠角变小，致肛管难以有效开放，引起便秘。患者主要表现为排便困难、长时间摒便、肛门内阻力感、排便不尽感，并伴有会阴部及骶尾部坠胀感或疼痛。

本病的病因尚未完全阐明，据有些文献报道可能与先天性异常、局部炎症刺激、长期肌肉痉挛、长期腹泻、滥用泻药等有关。目前西医多采用耻骨直肠肌部分切除术，手术操作复杂，若术中对耻骨直肠肌切除长度不够，术后可因两断端粘连而复发；切除过多又易造成肛门失禁，临床疗效并不理想。导师在多年的临床工作中，发挥中医优势，中西医结合，针对其致病原因，根据中医挂线原理，将传统的挂线疗法应用于耻骨直肠肌综合征的手术中，简单实用，术后并发症少，大大提高了手术的成功率。

临床部分

1. 一般资料

1.1 资料来源：本文收集2006年3月—2008年1月辽宁中医药大学附属第三医院（辽宁省肛肠医院）收治的耻骨直肠肌综合征住院患者25例。其中男性17例，女性8例，年龄

41～70岁，病程0.5～20年，保守治疗时间均≥0.5年。其中合并内痔者10例。

1.2 临床表现：①缓慢、进行性加重的排便困难。②排便需灌肠或口服泻剂，泻剂用量逐渐加大。③排便需过度用力，常大声呻吟，大汗淋漓。④排便时间过长，每次需0.5～1h。⑤便次频繁、有排便不畅感。⑥排便前后常有肛门及骶骨后位疼痛，或直肠下段有重压感。

1.3 纳入标准：诊断标准：①按1999年5月全国便秘诊治新进展学术研讨会修订的《便秘诊治暂行标准》：大便量太少、太硬、排出困难，或合并一些特殊症状，如：长时间用力排便、直肠胀感、排便不尽感，甚至需用手法帮助排便。在不使用泻剂的情况下，7d内自发性排空粪便不超过2次，或长期无便意。②直肠指诊：肛管紧张度增高，肛管长度延长，耻骨直肠肌较肥大，有时有锐利边缘，常有触痛。③肛管压力测定：静息压及收缩压均增高，括约肌功能长度增加，可达5～6cm。④结肠传输功能检查：有明显的直肠滞留现象。⑤排粪造影：各测量值尚正常，但静息、摒便及排便都存在“搁架征”。

1.4 排除标准：①其他原因导致的便秘（如肠癌、结肠运输迟缓、直肠前突、会阴下降、直肠内套叠、肛裂等）。②有严重并发症者（如心血管、肺、肝、肾和血液、内分泌、免疫系统严重疾病者）。③妊娠妇女和儿童。④精神病患者及智力障碍者。⑤曾接受各类型肛门直肠手术者。⑥未经过严格保守治疗（＜3个月）者。

2.治疗方法

2.1 术前准备：

（1）术前病史采集。详细询问病史，完成各项常规检查（血、尿常规，凝血因子，肝功，肝炎系列，心电图，胸部正侧位片）和局部检查（肛门视诊、指诊、肛门镜检查），排除手术和麻醉禁忌证。

（2）肠道准备。术区备皮，术前肠道内注入甘油灌肠剂110mL，以清洁肠道。

（3）术前镇静。地西泮注射液10mg术前30min肌注。

（4）器械和术者准备。手术器械高压灭菌，术者皮肤按常规有菌手术准备。

2.2 麻醉：采用侧卧位骶管麻醉法，麻醉药物为1%盐酸利多卡因注射液20mL。

2.3 体位：截石位。

2.4 手术步骤：骶麻成功后，取截石位，会阴部常规消毒后，铺无菌巾单。于后位肛缘向尾骨方向行一长约2cm放射状切口，切开皮肤、皮下组织。于切口内距肛缘1cm处，用弯止血钳钝性分离外括约肌皮下部及部分内括约肌，厚约1cm，并切断，使两横指纳肛顺利。术者再将一手食指放入肛内，沿肛管内壁可触及后位距肛缘3～5cm处有一U形半环行条索，另一手持球头探针从后位切口上缘向上穿入，于U形条索上缘穿出，厚

1～1.5cm，引入橡皮筋，两端合拢，双重结扎固定。橡皮筋的松紧度应略紧，以其能在术后10～15d脱落为宜。合并内痔者，行1∶1消痔灵黏膜下注射术。修剪创缘，使之引流通畅。彻底止血后重新消毒，凡士林纱条嵌入切口，塔形纱布压迫，丁字带固定。

2.5 术后处理：

（1）休息：患者术后当日回病房侧卧位休息，以防术后出血。第2d以后不限制体位，可离床适当活动。整个治疗期间嘱患者避免久蹲、久坐、久站及过度用力。

（2）镇痛：一般疼痛可忍受。若疼痛较剧，可予双氯芬酸钾胶囊2粒口服，若患者疼痛十分剧烈，可酌情给予哌替啶杜冷丁50～100mg肌注。

（3）饮食：手术当日即可进流质或无渣半流质饮食，术后第3天改为普食，整个治疗期间忌食辛辣刺激性食物。

（4）抗感染：术后予替硝唑联合广谱抗生素静脉点滴以抗感染。一般患者术后第2d即可排便，为防止患者粪便过干，可于术后第1天予患者养容润肠舒（组成：黄精、当归、桃仁、杏仁、枳壳、陈皮、肉苁蓉、甘草、柏子仁、郁李仁、瓜蒌仁、厚朴）100mL，口服，以润肠通便。

（5）术后熏洗与换药：术后予中药硝矾洗剂（主要成分：朴硝、明矾、月石）熏洗，以消肿止痛、收敛止血。在便后或晚睡前使用，每次1袋（每袋40g），用500～1000mL开水冲化，趁热气先熏蒸肛门局部，待水温降至40℃时，或以不烫手为度，坐入盆内，洗浴局部，20min即可。一效膏（组成：朱砂、炉甘石、冰片、滑石粉）换药，以祛腐生肌，保持切口引流通畅。

结果与分析

1.疗效标准

参照1992年全国肛肠学术会议制订的疗效标准：①痊愈：症状消失，排粪造影正常。②显效：症状消失，排粪造影明显好转。③有效：症状改善，排粪造影好转。④无效：症状无改善，排粪造影无变化。

2.疗效与分析

本组25例，痊愈17例，显效6例，有效2例，无效0例，总有效率100%。疗程18～26d，术后10～15d橡皮筋脱落。

随访2～10个月，除少数患者肛门因瘢痕感觉暂时性迟钝外，所有患者均没有肛门移位、功能不全等严重后遗症，个别患者局部轻微瘙痒等不适感，均在2个月内随瘢痕自然软化而消失。1例患者需用润肠通便类药物、饮食、运动等综合疗法维持，考虑此例患者为老年人，病史较长，达20年之久，精神压力较大所致。

讨 论

1.祖国医学对本病的认识

祖国医学中并没有耻骨直肠肌综合征这一术语，这是随着现代西医专科检查手段的发展以及人们对慢性便秘认识的逐渐深入而提出的概念。但是祖国医学对便秘的认识是有着悠久的历史和丰富的经验。《内经》称便秘为“后不利”“大便难”，认为与脾胃受寒，肠中有热等有关。如《素问·厥论》曰：“太阴之质，则腹满䐜胀，后不利。”《素问·灵兰秘典论》曰：“大肠者，传导之官，变化出焉。”认为大肠的功能主要是传导，便秘是大肠传导功能失常，导致大便秘结，排便周期延长，或周期虽不长，但粪质干结，排便艰难，或粪质不硬，虽有便意，但便出不畅的病证。其病位在大肠，与肺、脾、肾密切相关。祖国医学认为，耻骨直肠肌综合征多为实性便秘。如忧思恼怒，肝郁气滞，过食生冷肥甘厚腻、辛辣刺激性食物，或嗜烟酒，感外邪，根据体质不同邪从热化或邪从寒化，导致或胃肠积热，或阴寒积滞，或气机郁滞。从而腑气不通，胃气不降，大肠失于传导。如《内经》云：“太阴之厥，则腹胀而后不利”，提到便秘与脾胃受寒有关。《内经素问·举痛论》云：“热气留于小肠，肠中痛，瘅热焦渴，则坚干不得出，故痛而闭不通矣。”说明肠胃积热便秘的病理基础。肝主疏泄，有助于大肠传导，肝气郁结，则大肠气机不利，腑气不通。治法多采用通下法。

2.现代医学对本病的认识

耻骨直肠肌综合征是出口梗阻型便秘的一种，最早由Wasserman于1964年报道，他首次提出痉挛型肛门直肠狭窄，报道数例患者行耻骨直肠肌切除术，治疗效果良好，病理切片有明显肌纤维肥大，故命名为“耻骨直肠肌综合征”。本病确切病因不明，可能与局部炎症（如坐骨直肠间隙脓肿）、滥用泻剂、不适当注射硬化剂及盆底肌痉挛等因素有关，使耻骨直肠肌纤维化，导致耻骨直肠肌增厚，失去弹性，在排便时不能松弛，肛直角亦不会发生变化。当耻骨直肠肌发生肥厚改变时，由于其在肛门节制的“排挤瓣膜原理”及“快门机制”，将直肠内的粪便阻滞于肛管直肠角以上而出现进行性、长期、严重的排便困难，排便不全，排便过程需过度用力，一次排便可达1h左右，便条细小，直肠积气、直肠下段压力感等一系列症状。患者虽采用口服泻剂、洗肠、手挖粪便等手段，粪便排出仍困难。排粪造影可见肛管直肠角在排便时不增大，仍然保持原来的90°左右，呈“搁架征”。治疗主要以手术为主，部分切除耻骨直肠肌可减轻肛管狭窄，从而解除排便困难。目前西医治疗耻骨直肠肌综合征的手术方法大体有3种：后方部分切除、后方切断及侧方切断（包括单侧和双侧）。

3. 导师治疗本病的经验

3.1 导师对本病的认识：正常人在静息状态下，耻骨直肠肌呈收缩状态，将肛管与直肠交界处拉向前方，使肛直角呈90°，与肛管周围的其他肌肉共同节制肛门。当排便时，该肌松弛，而肛提肌收缩使肛直角变大，肛管上口开放呈漏斗状，以利粪块下移排出。如果耻骨直肠肌发生病理性痉挛肥厚，则该肌肉在排便时不仅不能松弛，反而出现反常收缩，使肛直角无法变大，甚至变小，肛管上口无法开放，粪块滞留于直肠，无法下移而致顽固性便秘。

导师根据Scharli提出的耻骨直肠肌是排便自制反应的感觉中心，它既是运动器官，又是感觉器官这一理论，认为耻骨直肠肌这一直肠出口处第一道关键性排便感受器，在便秘者的排便过程中，经常反复受到干硬粪块的挤压、摩擦，加上免疫机能降低、邻近组织的慢性炎症刺激，使该肌肉的静息压力增加，改变了它与直肠前壁构成的“活瓣膜”位置的前上高度，缩小了肛管直肠角的角度，同时也拉长了肛管，加大了粪便的通过难度。如此恶性循环，使耻骨直肠肌肌肉交感神经长期处于兴奋状态、痉挛收缩，日久结构变异，导致耻骨直肠肌永久性的痉挛肥厚。耻骨直肠肌上缘“平台”处粪便的长久停留，降低了感受器对肠内压力的敏感性，最终使直肠扩张时产生的“直肠–括约肌松弛”反射失效。当患者排便时自主努挣时，肠内压力过多地作用于耻骨直肠肌向肠腔内的突出部，造成反射性痉挛收缩，与该肌自主支配下的放松反射形成矛盾对抗，诱发该部协调肌群的功能紊乱，出现临厕时肛门张开无力，欲便不能的局面。此外，该肌肉过强的静息压力，与直肠前壁松弛的黏膜联合，过严地封闭了肛管上口，减少了肠容物对感觉神经丰富的肛管的刺激，也是造成便意感不强的重要原因。

3.2 严格掌握手术适应证：导师认为对于症状轻、病史短、伴有耻骨直肠肌反常收缩的患者，应首先采取非手术治疗，如内服药物法、生物反馈疗法等，只有对于长期（至少多于3个月）严格保守治疗无效，患者极其痛苦者，方可考虑手术治疗。

3.3 采用挂线疗法：挂线疗法首载于明代的《古今医统大全》，距今已有400多年，是中医传统治疗肛瘘的方法之一，该书较系统地总结了该疗法的操作方法、挂线时间和治疗机制。随后，经众多医家的不断改良，挂线疗法日趋完善，至清代被临床广泛应用，并成为一种成熟的治疗方法。中华人民共和国成立以来，挂线疗法经中西医临床学者不断改进、创新，其治疗病种从单一的肛瘘扩展到肛周脓肿、直肠狭窄、便秘等病种，其治疗机制也得到了进一步明确。

挂线疗法实际上也是一种切开疗法，挂线结扎的组织，由于血液循环障碍而最终发生压迫性坏死，并逐渐分离。这种过程进展缓慢，切开和愈合同时进行，在表面组织逐渐分离时，基底创面也在逐步愈合，所以，切开的组织不致过度分开。并且现代采用的橡皮筋还可作为有效的引流物，不致发生急性感染。而且橡皮筋作为一种异物，可刺激局部产生炎性反应，通过炎性反应引起的纤维化而使肌肉断端与周围组织粘连固定。这种机械勒割、缓慢分离的作用，可使局部组织边分离边生长修复，使缓慢分离的肌端，获得与周围组织附着固定的支点。所以，断端距离小，创面瘢痕小，只有轻度的功能障碍，而不会引起肛门失禁。

导师认为挂线疗法以线代刀、缓慢切割、损伤小、引流较好，通过紧线或弹力收缩，产生压迫缺血性坏死，使肌肉缓慢地切开，切开与愈合同时进行，这样既可切开，又避免了由于豁口过大可能造成的肛门失禁问题，还避免短时间内肌肉断端再度粘连。在减少损伤、保护肛门功能方面，优于其他手术疗法，其在临床方面的创新与发展符合现代外科微创化的发展趋势。并且现代采用的橡皮筋所提供的引流作用，对于肛门部污染手术尤其适用，其吸取了伤口开放与缝合两者的优点，克服了两者的缺点，具有愈合后瘢痕小，不易感染的特点。其“简”“便”“廉”“验”的特点，使该疗法成为目前肛肠科临床应用最普遍的传统特色疗法。

3.4 术后运用中药熏洗换药：中药的应用在耻骨直肠肌综合征术后减少并发症的产生，促进创面的愈合，保证手术的最终成功方面发挥了重要作用。具体表现在硝矾洗剂熏洗和一效膏换药。

（1）硝矾洗剂熏洗。中药熏洗是中医的传统外治法之一，具有中医外治法的独特作用。药物直接作用于患处，改善局部血液循环，减轻该处组织的充血，增强白细胞释放蛋白溶解酶，溶解坏死组织。而且温热刺激能降低痛觉神经的兴奋性，减轻炎性水肿，解除患处神经的压力，使肌肉等组织松弛，有明显的消肿止痛作用。硝矾洗剂由朴硝、明矾、月石组成，为白色粉末，易溶于水，溶解后呈淡乳白色液体，性质稳定，不易挥发，经测试为高渗混合液，不产生化学反应。其中朴硝性咸、苦、寒，外用可治肿胀热痛；月石即硼砂，性凉、味甘微咸、无毒，外用具有清热解毒，消毒防腐的功效。明矾性酸、涩、寒，外用可解毒、杀虫、止痒。现代药理研究，明矾主要含硫酸铝钾，对金黄色葡萄球菌、变形杆菌、铜绿假单胞菌、炭疽杆菌、痢疾杆菌、伤寒及副伤寒杆菌、白色念球菌、链球菌、肺炎双球菌、白喉杆菌等多种细菌具有抑制作用，且明矾水有净水及灭菌作用。以上三药合用，经临床验证具有消肿止痛、收敛止血的功效。

（2）一效膏换药。换药的目的是清洁创面、保持术区引流通畅、促进创口愈合。我院采用油纱条引流配合一效膏换药。换药时将油纱条嵌入创腔基底部，既可使创腔引流通畅，又可防止肉芽不从基底部生长而使创面粘连形成假愈合。一效膏由笔者所在医院院内制剂一效散加香油调和而成，主要由炉甘石、滑石粉、朱砂、冰片组成。方中主药炉甘石可降低局部血管通透性、促进局部微循环，经炮制后，其所含的碳酸锌可部分生成氧化锌，具有收敛抑菌作用，能使黏膜创面形成薄膜，既可防止外来刺激，又能抑制细菌繁殖。另一主药滑石粉主要成分为硅酸镁，外用可清热、吸收水湿，并能形成被膜，保护创面。方中辅药朱砂，外用能清热解毒、敛疮生肌，其主要成分硫化汞，能抑杀皮肤细菌和寄生虫，具有防腐作用。另一辅药冰片，俗称“龙脑香”，外用可清热解毒、泻火止痛，具有抗菌作用，且对液体的渗出和组织水肿等炎症过程有抑制作用，可抑制炎症介质的释放。诸药合用共奏滋润创面、消肿止痛、收敛生肌之功效。

4.典型病例

赫某某，男，61岁，入院日期：2007年9月5日。

主诉：排便困难8年。

现病史：患者8年前无明显诱因出现排便困难，每次约需0.5h，便条较细，约小手指粗细，无便血及便痛，无黏液便，经内服药物（具体药名不详）等保守治疗半年，症状未见好转。现每日需服泻剂或灌肠，大便方能排出。今为明确诊治故来笔者所在医院求诊。本次发病以来，患者精神状态欠佳，饮食睡眠尚可，小便通畅，大便日行1次，需借助药物或灌肠方可排出，质软，便条细。无发热，体重无明显改变。

既往史：既往健康，否认药物及食物过敏史。

专科检查：

视诊：肛门外形尚整。

指诊：进指肛内有勒指感，可触及后位括约肌肥厚，进指6cm肛内未触及硬性肿物。

肛门镜：前位齿线处黏膜隆起，色暗红。

实验室及辅助检查：血红细胞（RBC）5.16×10^{12}/L，白细胞（WBC）7.0×10^{9}/L，血红蛋白（Hb）156g/L，LY 40.2%，N 54.0%；尿常规、出凝血时间、肝功、肾功、血糖、心电图、胸片正常；肛管压力测定结果显示肛管舒张压偏低，肛管最大收缩压偏高，与排便动作呈正相关，直肠静息压偏高。排粪造影：肛直角：静坐90°，提肛87°，力排90°、95°；肛上距：静坐2mm，提肛+1mm，力排14mm、14mm。

中医诊断：便秘（气虚型）。牝痔（气虚型）。

西医诊断：耻骨直肠肌综合征。内痔。

治疗：手术治疗，采用挂线疗法、1：1消痔灵注射液黏膜下注射术。橡皮筋于术后第11天脱落，经治25d，痊愈。随访至今，未出现肛门失禁，未复发。

结 论

采用挂线疗法治疗耻骨直肠肌综合征，有效地松解了肛管狭窄，纠正了耻骨直肠肌痉挛肥厚所致的肛直角变锐，增大了力排时的角度，扩大了肛管入口口径，从而消除了梗阻症状，减少了肛门失禁等术后并发症的发生，减轻了患者的痛苦，具有明显的优越性。

李师教授应用一次性切开挂线术治疗肛周脓肿经验撷要

范丽颖　指导教师：李师

肛门直肠周围脓肿（Perianorectal abscess）简称肛周脓肿，是肛肠外科临床的常见急症，是指直肠肛管周围软组织内或其周围间隙，发生急性化脓性感染并形成脓肿。具有起病急骤、发展迅速以及自溃或者切开排脓后后遗肛瘘等特点。肛周脓肿的主要临床表现为肛门周围疼痛、肿胀，有结块，伴有不同程度的发热、倦怠乏力、大小便困难等全身症状。如果治疗延误，则可能导致败血症、中毒性休克等严重不良后果的出现。本病多发于20～40岁的男性，男女发病比例为3∶1～4∶1，占外科疾病总数的3%～5%，占肛肠科疾病的8%～25%。由此可见其发病率之高，加之多样的治疗方法，是其为肛肠外科的热点之一的主要原因。

肛周脓肿属祖国医学“痈”的范畴，称之为肛痈，是发生在肛门周围的痈疽。是以发热恶寒，肛门部红肿、灼热疼痛，破溃后而出脓血，黄水浸淫，淋沥不尽，而易成漏，久久不愈为主要表现的痈病类疾病。病因多为过食辛辣、肥甘厚味，损伤脾胃，以致湿热内生，下注大肠蕴结于肛门部而发为痈。依据发病部位的不同，而有脏痈、臀痈、跨马痈、悬痈等名称。又因其均发生于肛门周围，故可统称为“肛门痈”。

近年来，随着社会的发展，人们生活水平在不断提高，社会节奏及饮食结构也在不断地改变，肛周脓肿的发病率呈显著上升趋势。肛周脓肿一旦形成，手术是治疗的必然措施。肛门直肠周围的各间隙容易感染而形成肛周脓肿，并且随着病情的发展会在肛门附近的体表出现脓肿溃破，而最终形成肛瘘。据有关报道，肛周脓肿最终形成肛瘘的概率为70%左右。传统的治疗肛周脓肿方法只是单纯地切开引流，不能彻底根治，日后会继发为肛瘘而需再次行手术治疗，这种做法不但延长了治疗过程，给患者带来更多的痛苦，而且也增加了患者的经济负担。因此，缩短病程、减少患者痛苦，减轻患者的经济负担，避免后遗肛瘘而行再次手术，已成大家共同关注的问题。对于肛周脓肿的治疗，祖国医学有着悠久的历史和丰富的经验，随着人们对肛周脓肿疾病认识的不断加深，治疗方法将不断改进并呈多样化。

采用一次性切开挂线术方法治疗肛周脓肿，即是将切开引流与清除原发感染病灶合二为一的手术方案，疗效甚佳。应用此种方法，既能治愈了肛周脓肿又不会后遗肛瘘，此乃一举两得之创举，这是导师李师教授多年来的经验所得。原理是秉承了中医“治未病，既病防变”的思想，采用指诊、彩超技术，定位脓肿与解剖结构的关系，假想为将形成肛瘘的外口，并将Salmon定律应用范围扩展，预判内口位置，以中医挂线术破坏内口为主要治疗手段，进而一次性根治肛周脓肿。准确寻找到脓肿的内口，是一次性根治肛周脓肿手术的关键所在，否则即使切口愈合，将来感染也会沿着内口而最终形成肛瘘。

正　文

李师教授是国内知名的肛肠病专家，从事中医肛肠疾病的临床、科研及教学工作30余年，积累了丰富的临床经验，尤其是在肛周脓肿的治疗方面有着深入的研究。导师依据祖国传统疗法，并结合现代医学理论，形成了一整套独特的治疗方案，在临床上取得良好疗效。关于肛周脓肿的治疗，导师在继承中医挂线理论的基础上，结合现代技术，扩展Salmon定律的应用范围，即用此定律指导一次性切开挂线术治疗肛周脓肿，成功地防止其后遗肛瘘，且具有疗程短、痛苦小、费用低、术后并发症少、疗效佳的特点。体现了中医“治未病，既病防变”的思想。

1.资料与方法

1.1 临床资料：

（1）一般资料：本组89例患者中，男71例，女18例；年龄8个月~78岁，平均年龄38.3岁；其中肛周皮下脓肿34例，坐骨直肠窝脓肿26例，直肠黏膜下脓肿12例，骨盆直肠间隙脓肿8例，直肠后间隙脓肿9例。

（2）诊断标准：根据1994年国家中医药管理局制定的中华人民共和国中医药行业标准《中医病证诊断疗效标准》：局部红肿疼痛，有波动感，一般无明显全身症状者，多位于提肛肌以下间隙，属低位肛痈，包括坐骨直肠间隙脓肿、肛周皮下脓肿、括约肌间脓肿。出现寒战、高热、乏力、脉数等全身症状，血白细胞总数及中性粒细胞增高，局部穿刺可抽出脓液者，多位于提肛肌以上间隙，属高位肛痈，包括骨盆直肠间隙脓肿、直肠后间隙脓肿、直肠黏膜下脓肿。

（3）纳入标准：①符合上述诊断标准。②无心脑血管、肝肾功及造血系统等严重原发性疾病。③无手术禁忌证。④同意手术并签同意书。

（4）排除标准：①不符合上述诊断标准。②特异性肛周脓肿（结核、溃疡性结肠炎等引起的脓肿）。③合并肛门直肠肿瘤、Crohn病等。

1.2 一次性切开挂线术手术方案：

（1）术前准备：①病史采集，专科检查：包括肛门视诊、指诊，肛门镜检查、电子直肠镜检查等，以及常规检查：血、尿、便常规，肝胆脾彩超、胸部正侧位片等。②术前可禁食，必要时应做特殊肠道准备。③地西泮注射液10mg，术前30min肌注。

（2）麻醉：采用简化骶管麻醉。

（3）手术方法：首先确定脓肿范围，可通过指诊、彩超等方法明确。如果脓肿未破溃，则将彩超定位的脓腔的中心位置在臀部的垂直投影或者脓肿波动最明显的地方，假定为以后病情发展形成肛瘘的外口位置，如果脓肿自行破溃，则溃口即可假象为形成肛瘘的外口，把Salmon定律的应用范围扩展，应用于肛周脓肿的治疗。Salmon定律即将肛门两侧坐骨结的连线作为基准线，如果外口在此线的前方且距离肛门5cm以内，则可判定内口在同位齿线上且与外口相对应；如果外口在距肛门5cm外的地方，或者在基准线的后方，则内口多位于肛门后中位齿线处，内口不与外口相对应。

麻醉成功后取截石位，会阴部常规消毒，铺无菌巾，于脓肿的中心位置行弧形或放射状切口，充分将脓汁引出，用手指或器械将脓腔间隔分离，用双氧水、生理盐水分别冲洗脓腔，依据Salmon定律预判内口，如果预判的内口在同位齿线上与外口相对应，术者持球头探针沿切口探入，左手食指置入肛内协助，将探针在相应的齿线附近预判的内口处引出，挂一枚橡皮筋，橡皮筋的一端从脓腔引出，另一端从肛内穿出，切开肛门和切口间的皮肤，将橡皮筋合拢松紧度适宜后结扎，并同时结扎原发内口两侧的肛腺组织；如果预判内口位于肛门后中位齿线处，于肛门后位行放射状切口，用如上方法于后位挂橡皮筋一枚，并使切口间相通，于各切口之间引入胶膜引流条，修剪创缘，查无活动性出血后，将无痛生肌散凡士林纱条嵌入创面，塔形纱布压迫，最后用丁字带外固定。

1.3 术后处置：

（1）一般调护。术后予半流食3d，术后第1天开始即可以适当离床活动，以利引流通畅，嘱患者避免久坐、久站、久蹲以及过度用力的活动，便后一定要及时彻底地熏洗，以防术后感染的发生。

（2）中药坐浴。术后可予中药煎剂熏洗坐浴，组成：黄连30g，黄柏30g，黄芩30g，丹参30g，白术15g，苦参15g，延胡索30g，白及30g，五倍子20g，金银花20g，生百部10g，川芎10g，野菊花10g，每付煎汤200mL，早晚100mL使用，先熏后坐浴，以清热燥湿，消肿止痛。

（3）根据病情轻重，术后给予广谱抗生素3～10d，每日换药2次，于1周左右视病情拆除胶膜条，根据脓腔的大小及橡皮筋的松弛情况，可适时给予中医肛肠术后紧线术，直至脱落。

2.疗效标准及结果

2.1 疗效评定标准：根据中华人民共和国中医药行业标准《中医病证诊断疗效标准》：①未愈：症状及体征均无变化。②好转：症状改善，病灶或伤口缩小。③治愈：症状及体征均消失，伤口愈合。

2.2 结果：治疗肛周脓肿89例，治愈88例，好转1例，未愈0例，总有效率100%，随访2~3个月，无后遗肛瘘等。

分析讨论

李师教授认为合理的选择切口，不仅可以减轻局部创伤，而且还可以加快创面的愈合；准确寻找内口是根治肛周脓肿的关键；合理的术中操作和术后换药是该疾病治愈的保证；正确地处理方法是医患均受益的法宝。

1.治未病思想

早在2000多年前，“治未病”一词在典籍《黄帝内经》中就有记载。在《素问·四气调神大论》中言：“圣人不治已病治未病，不治已乱治未乱。夫病已成而后药之，乱已成而后治之，譬如渴而穿井，斗而铸锥，不亦晚乎？”这充分诠释了“治未病”的科学内涵，文中以“圣人不治已病治未病，不治已乱治未乱。渴而穿井，斗而铸锥”提出了治未病的思想，明确强调了未病先治、既病防变的重要性。肛痈进一步发展可形成瘘，采用一次性切开挂线治疗肛痈，杜绝了其术后后遗肛瘘的可能，是既病防变的体现。

2.药物熏洗

药物熏洗法是我国最古老的治疗方法之一。古籍《五十二病方》中就有用药熏洗的记载。《外科正宗》里载道：“坐浴可流通气血，散瓣化滞，解毒脱腐，消肿止痛。”其痔疮门中记有洗痔肿痛方，用鱼腥草、朴硝、苦楝根、马齿苋、瓦楞花五药煎汤，先熏再洗，可消诸痔肿痛。此方的应用，为后世提供了宝贵的用熏洗法可止痛的实例。中医理论认为肛痈的病因主要是由于：湿热下注，气血不调，经脉瘀滞，热毒壅盛，化腐成脓而成本病。其治疗原则是：清热利湿、活血化瘀、解毒排脓、生肌长肉。在本病的手术中已给予排脓，导师认为：术后可予中药三黄洗剂熏洗坐浴，方中黄柏、黄芩、苦参、黄连、百部、野菊花等能清热利湿解毒；白及、川芎、丹参等药物可活血化瘀兼疏通经络，此种方法，是通过热和药的作用以缓解括约肌痉挛引起的疼痛，并促进肛门周围的血液循环利于气血流畅，以达到改善新陈代谢及局部组织营养的作用。并且中药的清热解毒、消肿止痛、祛腐生肌作用，对于在减少肛痈术后伤口分泌物的渗出、缓解疼痛，促进伤口早期愈合等方面都具有一定的优势。

3. 手术外切口选择

肛门的功能、外观及愈合直接受切口选择的影响。合理选择切口：①切口要直达患病部位。②血管、神经、括约肌是行切口时尽量避开的部位。③要避开负重部位，如坐骨结节。④要沿着皮肤的纹理走行切开；注意保护肛门周围的皮肉。⑤要做到切口贯穿脓腔，引流通畅。切口位置的正确选择是根据脓肿所在的部位进行选择，通常切口选择在脓肿的最低位，应尽量避开正中线，这样有利于脓液引出。假如脓肿过大过深，或过于复杂，例如马蹄形脓肿或哑铃状脓肿，可行2个或多个切口，但要注意保留切口间的皮桥，并破坏脓腔间隔使各引流切口互通。切口的形状的选择：通常采用V形或底小口大的楔形，这样利于引流通畅。行切口的大小依情况而定：如果是单纯的切开引流术，切口就不一定要足够大，能起到引流的作用便可；如果是行根治性手术则切口就应足够大，行的切口要求既能充分暴露术野，以便于探查和发现内口，又要使引流通畅，利于创面快速愈合。根治性切口的大小，通常与脓肿的大小、深浅成正比，即脓肿越大、越深，则对应的切口就应越大。

4. 术中注意事项

（1）什么部位是脓肿要明确。不能确定者，则可行穿刺，以抽出脓液为标志。

（2）脓肿范围较大，达到3cm以上者，可行多个切口。

（3）手术过程中要为术后的引流彻底做充分准备：切口要贯穿脓腔，并充分打开脓腔纤维间隔。

（4）使用探针时，防止用力过猛以造成假道，不能准确找到内口。

（5）挂上的橡皮筋的松紧度要适宜：对于脓腔位置较高者，距离肛门较远者挂线宜松，反之宜紧。这样可以起到引流通畅，且能避免损伤肛门括约肌的功能。

（6）对于多切口的脓腔，各腔之间术后应留置引流条，术后根据病情予以拆除。

5. 李师教授对术后换药的认识

李师教授认为术后换药是成功根治疾病的保证，所以要求每次换药时必须注意：

（1）清理脓腔。对于病情较严重的患者每次换药时，需用生理盐水或甲硝唑注射液反复冲洗脓腔，以清除坏死组织，冲洗干净后于创面置于引流纱条，可起到持续引流的作用，还起到异物刺激作用，可从而促进新的肉芽组织生长。换药创面必须引流彻底，不可留有死腔。

（2）橡皮筋的处理。每次换药时应注意清理橡皮筋根部的污物或坏死组织，以防引起创面感染或者引流不畅。并且根据创面的愈合情况而适时摇动橡皮筋。

（3）要注意防止创面桥形愈合。治愈是要求创面完全闭合，防止出现假性愈合，肉芽必须从基底部开始生长，因此每次换药时，引流条的放置位置一定要到位。临床中一旦形成假性愈合，必须及时予以切开，以防影响切口的愈合。

（4）根据脓腔的大小及橡皮筋的松动情况，适时给予中医肛肠术后紧线术，待橡皮筋脱落后要及时给予指诊，以了解创面愈合情况。

6. 挂线疗法的优势

早在明代，典籍《古今医统》中就有记载："上用草探一孔引线系肠外，坠铅锤悬取速效……"其意就是将药线自脓腔引入，由肛门而穿出，然后在药线两端挂上铅锤，使药线渐渐坠下，使瘘管被缓慢切开。这就是中医传统治疗瘘痔的具体方法，与今天的挂线疗法，有异曲同工之效。在清代，挂线疗法已有了明确的治疗原则，作为一种成熟的治疗方法为临床广泛应用。如《外科大成》中载有："凡用挂线，孔多者，先治一孔，隔几日再治一孔。"对于挂线术中应用的工具，在《外科图说》中已有"探肛筒""过肛针""镰状刀"等手术器械。在《医门补要》所记述的手术器械、操作方法及术后处理等，都一直沿用到中华人民共和国初期。

中医传统的挂线疗法的挂线具有四大作用：慢性勒割、引流、异物刺激及标志。应用挂线疗法治疗肛痈，主要是利用挂线的慢性勒割作用，使组织缓慢被切开，避免了肌群因手术一次性切开导致肛门括约肌严重受损，甚至出现肛门失禁等严重后果。同时也利用了挂线的异物刺激作用，使创面基底部的肉芽组织同步生长，这样很好地维护了肛门的正常括约功能。挂线疗法的引流作用亦不能忽视：他能使得术后脓腔的分泌物顺线流出，保证引流通畅。

将挂线疗法应用于肛痈的治疗，是中医挂线疗法治疗瘘痔的延伸，亦是中医"既病防变"的具体体现，是在继承祖国医学传统的挂线术方法基础上，融入现代医学理论，将其应用于肛痈的根治术。此种根治术主要优势在于：不后遗肛瘘，则避免再次手术带来的身体上的痛苦及经济负担；且不存在肛门失禁等并发症，疗效满意。在临床上得到了广泛证实。

7. 一次性切开挂线术成功的关键

肛周脓肿根治术，主要是寻找到感染的肛窦连同脓肿一次切开或挂线，其成功的关键是如何准确寻找和正确处理脓肿的“内口”。所谓“内口”，即指脓肿的最原始的感染病灶处，通常是在齿线附近的肛隐窝。肛隐窝被许多学者强调为是继发一切肛周疾病的发源地，结合文献资料与导师李师教授的经验总结，归纳寻找内口可有以下方法：①手术前可先行腔内超声检查，以初步判断脓肿的范围，以及内口的大致位置。②指诊法：术前通过肛门指诊检查，绝大多数患者可初步确认。③肛门镜检查：用肛门镜暴露肛隐窝可发现原发病灶处的肛隐窝处均有炎症表现。④可参考Goodsall定律，并结合脓肿部位可判断内口。⑤加压H_2O_2美兰染色法：麻醉成功后，于脓腔表面行一小切口，排出脓液后，置入一去掉针头的静脉输液针，从此针处注入适量的H_2O_2和美兰混合液，操作过程要缓慢加压注入，仔细观察，有蓝色泡沫液体从肛窦溢出的地方即为病变的内口。⑥压迫排脓法：暴露视野，用手指按压脓肿波动最明显的地方，观察有脓液溢出的肛隐窝处，即为病变的内口。⑦探针检查法：首先显露出肛隐窝，然后持球头探针经脓腔轻轻探入寻找内口，探针可轻易穿过处即为内口；如果探针则不能轻易穿出，则需用手指辅助寻找，将左手示指插入肛门内作导引，确定探针与肛管最薄的部位，可将此处定为内口。综合使用上述方法有助于准确寻找到内口。可总结为“看”“探”“摸”“染”“穿”等方法。⑧国内外医生普遍认同，Salmon定律是应用于治疗肛瘘手术中寻找内口的最有效方法，李师教授结合现代检查手段，即通过指诊、彩超等专科方法来确定脓肿范围，如果脓肿未破溃，则将彩超定位的脓腔的中心位置在臀部的垂直投影或者脓肿波动最明显的地方，假定为以后病情发展形成肛瘘的外口位置，如果脓肿自行破溃，则溃口即可假定为形成肛瘘的外口，将Salmon定律的应用范围扩展，应用于肛周脓肿的治疗：根据Salmon定律寻找假设脓肿形成肛瘘的潜在内口，据此便可准确判断出内口的位置和脓肿的走行情况，便于彻底清除脓肿的原发感染病灶，进而根治肛周脓肿并防止后遗肛瘘。李师教授经过多年临床经验，总结出便捷高效的此方法，能真正实现一次性根治肛周脓肿，达到既病防变的目的。

结 论

肛周脓肿是一种急性感染过程的疾病，通常是潜在肛瘘的表现，李师教授坚持中医的治未病理念，应用Salmon定律作指导，以寻找脓肿潜在的内口，应用一次性切开挂线术根治肛周脓肿，杜绝其发展成肛瘘的隐患，充分体现了既病防变的中医理念。具有一次手术成功，缩短治疗过程，减少患者二次手术的痛苦，以及减轻了患者的经济负担等优点。李师教授把经验总结成理论指导于临床，使经典理论现代化，使传统的中医挂线特色疗法科学化，使中医“既病防变”的理念得以实践。

李师教授运用切开挂线加对口引流术治疗高位复杂性肛瘘经验总结

李倩蕾　指导教师：李师

肛瘘是肛门或直肠因病理原因形成的与肛门周围皮肤相通的一种异常管道，称为肛管直肠瘘，简称肛瘘。一般由原发性内口、瘘管和继发性外口三部分组成，但也有仅具内口或外口者，称内盲瘘或者外盲瘘。肛瘘在我国占肛门直肠病发患者数的1.67%～3.6%，国外认为8%～25%，发病年龄以20～40岁青壮年为主。婴幼儿发病亦不少见。男性与女性发病率之比为5：1～6：1。肛瘘在临床上以局部反复流脓、疼痛、瘙痒为主症。大多数肛瘘可触及或探及瘘管通于肛内。

高位复杂性肛瘘是肛肠科疑难病症之一，治疗上难度较大。从临床疗效来看，非手术疗法可以控制感染、缓解症状、影响疾病进展，但不能完全治愈，很容易复发。目前手术是治疗高位复杂性肛瘘最有效、最彻底的方法。祖国医学的挂线法一直是国内治疗肛瘘的主要手术方法，其利用橡皮筋以线代刀慢性切开及异物刺激的作用，使括约肌组织缓慢分离，并使其断端与周围组织粘连固定，从而避免肛门失禁等并发症的发生。但单纯挂线法在治疗高位复杂性肛瘘方面也存在着创面大、瘢痕重、肛门功能受损较为明显等不足。

综合笔者所在医院临床观察，李师教授采用的切开挂线加对口引流术在高位复杂性肛瘘的治疗中作用更优，避免了大面积肛周组织的切除，减少瘢痕形成，从而避免了肛门移位和肛门失禁等并发症，有效地保护了肛门原有外形和正常生理功能，与传统挂线法比较，该法有愈合时间短、创面小、患者疼痛小、肛门功能保护更好及经济负担小等优点。

正　文

1.一般资料

1.1 资料来源：本文收集2010年3—9月辽宁省肛肠医院收治的高位复杂性肛瘘住院患者51例。其中男性39例，女性12例；年龄最小23岁，最大65岁，病程3个月~7年。

1.2 临床症状体征：肛门旁流脓水或伴有肛门旁肿痛，反复发作。肛门周围可见溃口或肛周可触及硬结肿块、条索状物，局部可有脓性分泌物，可伴皮温增高，可有压痛或波动感。

1.3 诊断标准：依据2002年中华中医药学会肛肠分会专业委员会讨论通过的诊断标

准：高位复杂性肛瘘有2个以上外口，有2个以上管道与内口相连或并有支管空腔，其主管道通过外括约肌深层以上，侵犯耻骨直肠肌/肛提肌以上者。

1.4 纳入标准：①符合高位复杂性肛瘘诊断标准。②年龄18～65岁，男女不限。③非哺乳期、妊娠期妇女。④无心脑血管、肝、肾及造血系统疾病或精神病患者。

1.5 排除标准：①不符合高位复杂性肛瘘诊断标准。②年龄在18岁以下或者65岁以上。③结核病、克罗恩病、慢性溃疡性结肠炎等疾病导致的特异性肛瘘。④哺乳期、妊娠期妇女。⑤合并心脑血管、肝、肾造血系统疾病或精神病患者。⑥合并影响伤口愈合的疾病（例如营养不良、贫血、糖尿病等）。⑦已多次行肛门手术患者。

2.治疗方法

2.1 术前准备：

（1）术前病史采集。详细询问病史，完成各项常规检查（血常规、尿常规、凝血四项、肝功、肾功、血糖、糖化血红蛋白、血脂、甲乙丙肝炎系列、梅毒Trust试验、HIV抗体、心电图、胸部正侧位片）和局部检查（肛门视诊、指诊、肛门镜检查），排除手术及麻醉禁忌证。

（2）术前镇静。地西泮注射液10mg术前30min肌注。

（3）肠道准备。术区备皮，术前肠道内注入甘油灌肠剂110mL，以使肠道保持清洁。

（4）器械和术者准备。手术器械高压灭菌，术者皮肤按照有菌手术准备。

2.2 麻醉：采用骶管麻醉法，麻醉药物为1%盐酸利多卡因注射液5mL及0.5%盐酸罗哌卡因注射液15mL。

2.3 体位：采用膀胱截石位。

2.4 手术步骤：骶麻成功后取膀胱截石位，会阴部常规消毒，铺无菌巾单，先以探针从外口探入，沿瘘管走行探清主管、内口位置及深浅，在内口相对应的肛缘部位作一梭形切口至齿状线，剪除切口内皮肤及皮下组织。用探针由切口探入，自内口处伸出，引入橡皮筋，两端合拢，松紧适度后，以7号丝线行双重结扎固定。适当切除或结扎内口两侧的肛窦及黏膜部分。用探针仔细探查肛瘘支管与窦腔，在各支管外口或窦道顶端做放射状的梭形切口，剪除切口内皮肤及外口周围组织，扩大外口，清除肛瘘支管坏死组织及纤维化组织，使支管切口与主管切口之间相通，引流通畅，引入胶膜引流条行对口引流。修剪创缘，彻底止血，查无活动性出血后，无痛生肌散纱条嵌入创腔，塔形纱布压迫，丁字带固定。术毕。

2.5 术后常规处理：

（1）休息：患者手术当日侧卧休息，术后第1天即可适当离床活动，整个治疗期间嘱咐患者避免久站、久蹲及剧烈活动。

（2）饮食：手术当日即可进流质或半流质饮食，2d后即术后第3天视患者状态酌情予普食，治疗期间忌食辛辣刺激性食物。

（3）镇痛：若患者疼痛较剧，予双氯芬酸钾胶囊0.05g口服。甚者，予盐酸布桂嗪30～50mg肌注，或局部封闭止痛。

（4）抗感染：术后予替硝唑联合广谱抗生素静脉点滴，3～5d后在血常规化验结果的指导下予停用静脉点滴抗感染药物，改用口服广谱抗生素。

（5）其他：一般患者术后第2天即可自行排大便，并嘱患者适当调整饮食、畅情志以保持大便通畅成形，若因粪便干燥或惧怕疼痛而无法自行排便者，予养荣润肠舒（院内制剂）100mL，每日3次口服以润肠通便，后期嘱咐患者适当加强肛门功能锻炼。

（6）术后熏洗与换药：术后予硝矾洗剂（院内制剂）于便后及早晚熏洗肛门局部，以清热燥湿，消肿止痛。早晚常规消毒换药，保持术区引流通畅，予一效膏（院内制剂）敷于创面，以祛腐生肌。

（7）术后紧线：一般术后1周后待橡皮筋松动后予紧线一次，以保持其张力，根据瘘管的深浅，最好在术后9d左右让橡皮筋自行完整脱落。

3.疗效与分析

3.1 疗效评定标准：根据中华人民共和国中医药行业标准《中医病证诊断疗效标准》：未愈：症状及体征均无变化。好转：症状改善，病灶或伤口缩小。治愈：症状及体征均消失，伤口愈合。

3.2 疗效与分析：本组51例治愈50例，好转1例，未愈0例，总有效率100%。术后7～12d橡皮筋脱落，疗程24～32d。患者肛门对干稀便、肠液、肠气的控制均正常，愈合后肛管直肠压力与术前相比差别不大。随访4～6个月，所有患者均无复发，无肛门移位、肛门失禁等后遗症，2例患者略有局部不适感，均在出院后3个月内随瘢痕逐渐软化而改善。

结果显示，导师采用的切开挂线加对口引流术在治疗高位复杂性肛瘘方面疗效显著，手术创面小、愈合时间短，肛门功能得到较好保护。

讨 论

肛瘘是肛门或直肠因病理原因形成的与肛门周围皮肤相通的一种异常管道，称为肛管直肠瘘，简称肛瘘。高位复杂性肛瘘是肛肠科疑难病症之一，治疗上难度较大。从临床疗效来看，非手术疗法可以控制感染、缓解症状、影响疾病进展，但不能完全治愈，很容易复发。手术是治疗高位复杂性肛瘘的最有效、最彻底的方法。随着医学的不断进步，手术方法也多种多样，但目的都是清除原发病灶，保护肛门功能，避免术后肛门失禁、肛门移位等后遗症的产生。

1.清除原发病灶是手术的精髓

现代医学对肛瘘病机学尚无定论，无论是肛腺感染学说、中央间隙感染学说，还是上皮细胞致病学说对临床都很有意义，但手术的精髓即成败点是彻底清除原发病灶，即清除感染的内口及瘘管。

2.准确找到内口

以现代医学对肛门局部解剖的认识认为内口即感染的肛腺是肛门直肠周围感染的根源，感染的肛腺将炎症沿肛门周围的间隙向四周蔓延。只有彻底清除内口，才能保证手术成功。导师认为可以通过以下几点准确找到内口：①通过肛门指诊初步判断内口的位置，肛门指诊时，需要复合指诊即双合诊，沿着肛瘘的走行，可以触摸到齿线附近或直肠下部肛隐窝处有硬结节、凹陷处即为内口。②通过外口位置及与肛门的距离帮助判断内口位置，Salmon定律可以帮助判断。③肛门镜检查，可见原发病灶处的肛隐窝充血明显，隐窝加深形成凹陷，急性发作时此处可有脓液溢出。④探针探查，常在麻醉下运用。肛瘘外口稍微扩大后，置入探针，一食指在肛内作引导，沿肛瘘走行向肛内轻探，如食指已触到探针或仅隔少许黏膜，此处即为内口，使用探针检查必须轻柔，否则会人为造成假瘘道、假内口。⑤肛窦钩检查：首先钩探所窥见的明显病变处，再沿齿线慢慢检查。如遇内口侧一钩即入，必要时可取钩短者和钩长者鉴别。如是正常隐窝仅可钩入一定长度，如为内口常可顺利吞没全钩，且钩的方向与肛外触得的瘘管方向一致。⑥手术中探查，根据术中所见，一般可明确内口的位置。另外，还有美兰着色检查及瘘管造影剂检查、肛内超声检查等辅助检查。但染色剂进入肛瘘周围软组织内，可使手术时无法辨识正常组织和病变组织，所以临床运用不多。

3.挂线术的运用

挂线术是祖国医学治疗肛瘘传统且有效的方法，导师认为挂线法以线代刀、缓慢切割，损伤小、引流好。其切开过程缓慢，切开和愈合基本同时进行，在组织逐渐分离的同时，基底创面也在逐步生长，从而很好地保护了肛门功能。而保留肛门功能是手术的最根本要求。

胡伯虎曾通过犬的肛门括约肌切开与挂线对直肠肛门管静止压的影响及组织病理学观察，认为挂线的主要原理是：①慢性勒割作用：指通过紧线或橡皮筋的弹力收缩，可以使局部组织产生压迫性缺血性坏死而缓慢分离，在分离过程中，组织的纤维化修复同时进行，使游离的肌端有附着支点，缩小分离后距离。②异物刺激作用：通过线或橡皮筋的异物刺激使局部产生无菌炎性反应，引起纤维化从而使括约肌断端与周围组织粘连固定。③引流作用：将挂线作为固定在病灶深部的引流线，保证了创腔持续的充分的引流。④标志作用：通过挂线标明外口与内口关系，为分期处理瘘管，切开已纤维化的括约肌提供准确的位置。

4. 对口引流术

导师对内口及肛瘘主管部分采用挂线术，对于支管不直接切开或再行挂线，而是在支管外口或顶端做放射状切口，在有效保护肛管直肠环的基础上，运用钝性分离破坏瘘管组织和深部窦道，使2个切口之间形成皮下整体后进行对口引流，如果支管较长或者弯曲度大，可在瘘管中部或拐点处加做引流口，但皮桥宽度不可低于1cm。此方法可彻底清除支管、窦道及外口增生组织，较少破坏肛门周围皮肤，从而减轻了患者的疼痛，减少了瘢痕形成，缩短了愈合时间。引流通畅很重要，肛瘘是一种炎症性病变，分泌物及坏死组织较多，如果引流不畅，感染组织匿藏在管腔顶部，会成为新的感染灶，引起复发。

5. 中药在术后的运用

中药在术后缓解症状，预防并发症及促进术区创面愈合发挥了重要的作用。

5.1 硝矾散剂熏洗：中药熏洗是祖国医学治疗肛门疾病非常有效的外治方法之一，在清热燥湿、祛腐生肌、消肿止痛方面具有独特而显著的疗效。硝矾散剂中明矾性寒，味酸涩，外用清热杀虫、燥湿止痒、收敛固脱，有实验表明其对常见的化脓菌有较强的抑菌作用；硼砂又名月石，性凉，味甘咸，外用清热解毒、消肿防腐，对皮肤黏膜有保护收敛作用；朴硝性寒，味苦咸，清热消肿，软坚散结。诸药配伍共奏清热燥湿、收敛生肌、止血止痛之功。药物溶液直接作用于患处，能够减轻局部组织充血，使更多的蛋白溶解酶释放，从而加速溶解坏死组织。而温热刺激能使痛觉神经的兴奋性和患处神经的压力降低，使局部肌肉组织松弛，有明显的消肿止痛作用。用硝矾散剂熏洗不仅能显著改善创面微循环，还有效控制感染，促进创面的愈合，极大地提高临床疗效。

5.2 一效膏换药：换药的目的是清洁创面，使术区引流通畅，预防和控制创面感染，以促进创面愈合。笔者所在医院采用常规消毒结合一效膏换药。换药时将凡士林纱引流条嵌入创腔基底部，保证术区分泌物引流通畅，使肉芽组织从基底部生长，逐步填充创腔，从而防止形成假愈合。一效膏是一效散加香油调制而成的外用膏剂，由炉甘石、滑石粉、朱砂、冰片组成。其中炉甘石性温，味甘、微涩，外用解毒明目退翳，收湿止痒敛疮。可使创面形成薄膜，抑制局部葡萄球菌的生长，对创面有防腐消炎作用。滑石粉性寒，味甘、淡，外用清热祛湿敛疮，现代研究表明其可形成被膜，保护创面，对伤寒杆菌和副伤寒杆菌有一定的抑制作用。朱砂性微寒，味甘，有小毒，外用有较强的清热解毒之功，对皮肤细菌和寄生虫有抑制和杀灭作用。冰片性凉，味辛、苦，外用可清热解毒、消肿止痛，辟秽化浊，对大肠埃希菌和皮肤真菌有抑制作用。诸药合用共奏滋润创面、消肿止痛、收敛生肌之功效。

导师强调换药时应将油纱条嵌入创腔基底部，保证创腔引流通畅、肉芽从基底部生长，从而防止创面粘连形成假愈合。另外，一效膏质黏稠，用量应适度。若用量过大，则会影响高位创腔的引流。在愈合后期，可适当减少一效膏的用量，使创面清爽，以利于上皮组织爬生，从而促进创面愈合。

5.3 口服中药汤剂：术后依据患者年龄、体质、症状的不同，四诊合参、辨证施治给予口服中药汤剂祛邪扶正、调和阴阳，以促进创面愈合。一般可以分为湿热下注证、正虚邪恋证、阴液亏损证。

湿热下注证：可见术区分泌物黏稠，色黄或白，局部灼热，疼痛较甚，纳呆食少，或有呕恶，渴不欲饮，大便不爽，小便短赤，形体困重，舌红，苔黄腻，脉弦数或滑数。予二妙丸和萆薢渗湿汤加减，以清利湿热。方中黄柏善清下焦之湿热，佐以苍术燥湿健脾，萆薢、石菖蒲利湿化浊，丹参凉血消肿，莲子心交通心肾，茯苓、车前子利水渗湿。综方清下焦湿热，使湿邪去而不再生。

正虚邪恋证：可见术区分泌物质地稀薄，隐隐作痛，创面生长缓慢，伴神疲乏力，食少纳呆，面色无华，气短懒言，舌淡苔薄，脉濡或细。予托里消毒饮加减，以托里透毒，方中人参、黄芪、当归补益气血，川芎、芍药行气活血散瘀，白术、茯苓清利湿热，金银花、连翘、白芷消痈散结。综方扶正祛邪，托毒外出。

阴液亏损证：可见术区分泌物稀薄，量少，或呈干酪样，创面生长缓慢，伴潮热盗汗，心烦口渴，舌红少津，少苔或无苔，脉细数。予青蒿鳖甲汤加减，以养阴清热。方中鳖甲入至阴分，滋阴退热，入络搜邪，青蒿芳香，清热透络，引邪外出，生地滋阴凉血，知母滋阴降火，共助鳖甲养阴退虚热，丹皮泻阴中之伏火。综方养阴退热。肺虚者加沙参、麦门冬；脾虚者加白术、山药。

6. 术后休息与活动

导师认为术后初期若无出血、虚弱等症状，患者应适当活动，这样可促进创腔分泌物的引流，愈合中后期，适当活动可加速局部血液循环，利于创腔肉芽组织的填充。其中强调活动要适当，过度活动在初期可造成患者术区继发性出血，疼痛加剧，在后期则使肉芽组织过度增生，高出周围皮肤表面，不利于上皮爬生，延缓创面愈合。

结 论

总之，传统中医挂线术仍被广大医者应用于肛瘘的治疗中，并且在挂线术的基础上发展出多种改良术式用以治疗高位复杂性肛瘘，李师教授采用的切开挂线加对口引流术治疗高位复杂性肛瘘，有效地清除了原发病灶、很好地保护了肛门功能，并减小了创面面积、缩短了愈合时间，减轻了患者疼痛和经济负担，值得临床推广应用。

李师教授应用消痔灵注射治疗孤立性直肠溃疡综合征经验总结

于边芳　指导教师：李师

孤立性直肠溃疡综合征（solitary rectal ulcer syndrome，SRUS）主要以便血、排便困难、里急后重、黏液便、肛门痛为主要症状的慢性、非特异性直肠良性疾病。其特征性改变是直肠远端孤立性溃疡、红斑、息肉样损害，活检病理有典型的病理改变。溃疡多为单发亦可多发，70%溃疡位于直肠前壁，20%位于直肠后壁，10%为环形发病。直肠溃疡直径一般小于2cm，是一种自限性病灶。直肠溃疡的发病机制尚不完全清楚，目前大多数人认为是由局部创伤或耻骨直肠肌松弛、直肠黏膜脱垂等导致的局部缺血引起的。此病相对来说比较少见，但不罕见，并且发病率有上升的趋势，多见于青壮年，男女性别差异不大。此病临床症状没有特殊性，有时会被误诊为直肠恶性肿瘤或炎性肠病，应引起重视。结肠镜和病理活检对该病有较高的诊断价值。此病在祖国医学中没有明确的命名，可归属于中医的“肠风”“久痢”“泄泻”“便血”等范畴。

目前对于此病的发病机制尚不完全清楚，研究文献相对较少。因发病率相对较低，在诊断方面未被医师充分重视，极易误诊。在治疗方面也没有统一的认识和治疗方案。有报道用中药保留灌肠、抗生素灌肠、手术等疗法，疗效参差不齐。近年来，因为生活节奏的加快，压力增大，饮食热量较高，及少数人不良的生活习惯等，致使此病有上升的发展趋势。孤立性直肠溃疡综合征病程长、病情反复、不易愈合、患者痛苦大等诸多因素强烈促使医务工作者研究出一种效高价廉的治疗方法应用于临床。

导师李师教授临床上活用消痔灵注射液治疗SRUS。通过对3年收集的14例病例进行研究，结果显示此治疗方法有效率高，可达100%。患者便血、里急后重等症状改善明显。消痔灵注射液通常是应用于治疗内痔，通过四步注射法，使痔核硬化萎缩坏死。导师根据其原理，应用于SRUS，局部合理注射，使血管栓塞以止血，同时其敛疮收湿的作用，使直肠黏膜硬化，愈合疮面。此法操作简单、费用低廉、效果显著，患者痛苦小、恢复快。半年随访无复发。综合分析，此法值得临床推广。

正 文

李师教授治疗肛肠疾病方面经验丰富，方法灵活，治愈率高。活用消痔灵注射液治疗各期内痔、直肠脱垂、孤立性直肠溃疡综合征等肛肠疾病。孤立性直肠溃疡病情反复，不易愈合，患者痛苦大。导师依据祖国传统的治疗方法，结合现代的临床研究，应用消痔灵注射液治疗距肛缘8cm以内直肠溃疡，有效率为100%。消痔灵注射液止血抗炎效果明显，使黏膜硬化，促进溃疡愈合。此方法操作相对简单，疗程短，费用低，痛苦小，术后并发症少，值得临床推广。

1.临床资料

1.1 一般资料： 本次研究共收集2009年10月—2012年3月辽宁省肛肠医院收治并确诊为孤立性直肠溃疡综合征的患者14例。其中男性9例，女性5例；年龄最大63岁，最小18岁；病程最长15年，最短4个月。12例直肠溃疡位于直肠前壁及前侧壁，2例位于直肠后壁。9例多发直肠溃疡，5例单发。14例溃疡均在肛缘以上4～8cm，溃疡大小在2cm以内。10例患者因脓血便、大便困难、肛门痛为主诉就诊。2例曾误诊为直肠癌，2例无明显症状，体检发现直肠溃疡。

1.2 诊断标准： 临床主要通过症状、结肠镜和病理等综合分析诊断。

（1）临床表现：以直肠出血、排便困难、里急后重、黏液便为常见症状。

（2）直肠指检：在直肠下段前壁可扪及增厚并可推动黏膜，有触痛，有的变硬成结节状，偶可在直肠下端扪及环形狭窄，指套可带黏液及血。

（3）结肠镜：溃疡多呈圆形或卵圆形，或一线形，较表浅，边界清楚，基底部覆盖灰白色坏死物，溃疡直径多为数毫米至2cm，大的可达3～5cm。溃疡边缘有轻度充血、水肿等炎症反应，溃疡距肛缘3～15cm，多在10cm以内，高位少见，70%位于前壁，20%位于后壁，10%呈环形。溃疡发生在脱垂黏膜的顶端，70%为单个，30%为多个，高位溃疡常为多个。肠腔内可见血迹及黏液。

（4）钡灌肠检查：可见直肠黏膜呈颗粒状，直肠瓣增厚等。

（5）排粪造影：可以明确直肠内脱垂，耻骨直肠肌反常收缩，以及溃疡的位置和大小，对诊断有较大意义。

（6）肛管直肠功能测定：肛管静息压正常，但收缩压下降。盆底肌电图测定多有耻骨直肠肌反常收缩。

（7）直肠内超声：少数患者显示直肠壁增厚。

（8）活检：可以证实本病，并可排除溃疡性结肠炎、克罗恩病、直肠绒毛状腺瘤及直肠癌。溃疡边缘取材，做组织活检病理学改变与一般溃疡相同，底部多为坏死的肉芽组织，伴有淋巴细胞、浆细胞和成纤维细胞浸润肠，符合溃疡或炎症性改变。

1.3 纳入标准：符合上述诊断标准；距肛缘4～8cm的孤立性直肠溃疡；非梅毒、克罗恩病、溃疡性结肠炎等疾病引起的相关性直肠溃疡；无心脑血管、造血系统、肝肾功异常或精神病患者；非哺乳期、妊娠期妇女。

1.4 排除标准：不符合孤立性直肠溃疡综合征诊断标准；非距肛缘4～8cm的孤立性直肠溃疡；溃疡性结肠炎、梅毒、直肠癌、克罗恩病等引起的相关性直肠溃疡；哺乳期、妊娠期妇女；合并心脑血管、肝肾、造血系统、或精神病患者；消痔灵注射的禁忌证，如肛周急慢性炎症等。

2.治疗方法

2.1 术前准备：

（1）采集病史。详细询问病史，完善术前常规检查：血常规、尿常规、大便常规、凝血四项、肝肾功、血糖、血脂、肝炎五项、梅毒Trust实验、HIV抗体、ECG、胸部正侧位片。专科检查：肛门视诊、指诊、直肠镜检查等。明确诊断，排除手术及麻醉的禁忌证。

（2）术前镇静。地西泮10mg术前30min肌注。

（3）肠道准备。术前由护理人员术区备皮，术前甘油灌肠剂灌肠，以保证肠道清洁。

2.2 麻醉：采用简化骶管麻醉，麻醉药物为1%盐酸利多卡因注射液5mL和0.5%盐酸罗哌卡因注射液15mL。

2.3 手术步骤：骶麻成功后取膀胱截石位，会阴、肠腔常规消毒后，铺无菌巾。用喇叭式肛镜或分叶镜暴露病灶，用5mL注射器，5号长针头抽取1∶1的消痔灵注射液〔吉林省集安益盛药业股份有限公司（批号20090201）〕（1份0.5%利多卡因+1份消痔灵）5mL，在肛门镜内直视下，使针头与肛管平行方向进针，刺入溃疡黏膜下层，刺入后针头左右移动时即可证明在黏膜下层，经抽吸无回血，方可将药物缓缓注入病灶内及病灶基底部，边注射边退针。注射完毕后无须指揉。用量根据溃疡面的大小而略有改变，一般每个病灶1～3mL。注射至病灶水肿且不苍白为合适量。若同时存在黏膜松弛、脱垂等同时要对其行消痔灵注射，方法同上。

2.4 术后常规处置：

（1）一般调护。嘱患者手术当日侧卧休息，术后第1天可以适当离床活动，避免久坐、久站、久蹲以及过度用力。手术后予以半流食3天，多食高纤维的水果、蔬菜，以保证大便稀软。术后3d视患者的具体情况可以适当予以普食。禁辛辣刺激食物及过度饮酒。

（2）术后抗感染。根据患者病情的轻重以及体质情况，给予广谱抗生素2～3d，以预防感染，利于患者恢复。

（3）中药口服。第2～14d若大便不畅者予养荣润肠舒（院内制剂。由玉竹、黄精、肉苁蓉、何首乌、郁李仁、桃仁、柏子仁组成）以润肠通便，避免加重病情或因便秘而减缓创面愈合。

3.实验方法

整个研究过程中主要采用自身对照法，进行手术前和手术后对照。对照指标主要是比较结肠镜检查、临床症状（包括大便潜血试验）两个方面。所有的标准由同一人评定，手术都由李师教授操作，结肠镜检查前后由同一医师操作。

4.疗效与分析

4.1 疗效评定标准：根据1993年全国慢性非感染性肠道疾病学术研讨会制定的疗效标准。①痊愈：临床症状消失，直肠镜检查黏膜恢复正常。②显效：临床症状消失，直肠镜检查黏膜部分轻度充血。③有效：临床症状明显减轻，直肠镜检查黏膜溃疡面积缩小或部分愈合，黏膜充血。④无效：临床症状不减轻，直肠镜检查黏膜溃疡面积无变化。

4.2 结果与分析：治疗孤立性直肠溃疡性14例，治愈10例，显效2例，有效2例，无效0例（表1、表2）。总有效率100%，半年随访无复发。

表1 术前、术后临床症状对照（例）

症状	术前	术后 5d	术后 30d
便血（包括大便潜血）	14	1	0
排便困难	9	4	1
里急后重	5	0	0

表2 术前、术后直肠镜对照表（例）

肠镜表现	术后 7d	术后 30d	术后 90d
直肠黏膜完全愈合	8	10	12
黏膜全部愈合，轻度充血	3	2	1
黏膜部分愈合，充血	2	2	1
无变化	1	0	0

分析讨论

SRUS是主要以便血、排便困难、里急后重、黏液便、肛门痛为主要症状的慢性、非特异性直肠良性疾病。其特征性改变是直肠远端孤立性溃疡、黏膜红斑或息肉样损害，活检病理有典型的病理改变。溃疡多为单发亦可多发，溃疡直径一般小于2cm，是一种自限性病灶。目前认为溃疡的形成多是局部损伤或黏膜松弛引起的缺血。但是具体病因、病机尚不十分清楚。此病相对来说比较少见，但不罕见，并且发病率有上升的趋势，多见于青壮年，男女性别差异不大。此病有时会被误诊为直肠恶性肿瘤或炎性肠病，临床医师应引起重视。

祖国医学对于此病没有具体记载，但是根据其临床表现，可归属于中医的“肠风”“久痢”“泄泻”“便血”等范畴。此病病情反复，不易治愈。目前没有统一的治疗方法，有抗炎、灌肠、微波治疗、生物反馈、手术等报道，具体疗效还有待进一步研究。导师李师教授认为此病不易诊断，极易被误诊，临床上应给予重视。在治疗方面，活用消痔灵注射，使黏膜硬化收敛，抗炎止血，促进黏膜愈合，恢复较快。导师认为消痔灵的注射方法是治疗成功的关键，操作不当会加重溃疡或引发其他并发症。术后正确的养护是杜绝复发的重要方法。

1.采用综合手段降低误诊率

孤立性直肠溃疡综合征比较少见，但不罕见。临床相关文献报道比较少，因此医师对此病认识相对不足。近年来因生活习性改变、社会压力过大等原因，此病发病率有上升的趋势。年壮的中青年相对多见。其临床症状与其他肛肠疾病有很多相同之处，临床上很容易被误诊为直肠癌或炎性肠病。临床上也有报道因梅毒、艾滋病或急性大出血等而引起的直肠溃疡。诊断时可采用排除诊断法，排除可以引起相关性直肠溃疡的肛肠疾病。对于有相关临床症状者，完善检查，做肠镜、病理等检查。以排除传染性疾病如阿米巴病，克罗恩病，梅毒，子宫内膜异位，创伤性、特发性、应激性、压迫性溃疡，药物诱导性如麦角胺栓剂等引起的相关性直肠溃疡。详细结合病史和检查结果，明确诊断，以防耽误治疗，增加患者的经济和心理负担。

结肠镜检查对于此病的诊断有较大价值，并且可以鉴别直肠癌等疾病。孤立性直肠溃疡综合征病灶在直肠，大部分位于齿状线3～12cm，直肠前壁和前侧壁占60%～70%。与直肠良性病变相比，直肠癌的内镜下表现绝大多数为隆起型，形状不规则如菜花状，病变范围大，多在3cm以上，环绕肠壁生长，边界不清，导致肠腔狭窄而大便形状改变；溃疡型者病变周边黏膜充血肿胀呈环堤状，弹性较差。

灌肠检查有助于提示该病的诊断，但主要是用作排除其他症状相似疾病的一种检查方法。有条件时排粪造影检查对诊断亦有较大意义。

2.提高警惕，尽早治愈

“治未病”一直是衡量医者水平高低的标准。早在两千多年前，古籍《黄帝内经》中就有明确记载。《素问·四气调神大论》曰：“圣人不治已病治未病，不治已乱治未乱。”张仲景在《金匮要略》中也详细阐述解释了“上工治未病”。治未病即未病先治、既病防变。孤立性直肠溃疡综合征溃疡面越小、距离齿状线越近效果越好，恢复得也越快。导师临床总结发现在距肛缘8cm以内，单用消痔灵注射即可达到痊愈。并且多位医家报道，孤立性直肠溃疡综合征是直肠癌的高危因素，癌变率为3%～5%，高者可达10%。因此一定要做到尽早发现，尽早诊断，尽早治疗，截断病程的发展，以免癌变。极少数患者病灶由于炎症、外力损伤等因素刺激加剧了病情发展，使溃疡加深，创面扩大，侵及血管造成大出血而危及生命。张仁政曾报道2例青年男性孤立性直肠溃疡综合征患者因溃疡面较深，侵及较大血管而致消化道大出血休克住院抢救治疗。作为医护工作者，一定要提高警惕和意识，对于工作较忙的年轻患者，一定要做好充足的思想工作，早发现，早治疗，防患于未然。

3.消痔灵注射治疗SRUS的机制

《景岳全书》：“广肠最远，药不易达。”由此可见，针对孤立性直肠溃疡综合征病位较低，范围局限，病变较浅的特点，局部用药在本病的治疗中具有极其重要的意义。消痔灵注射作为外治法，局部用药，直接作用于病变部位，加上药物的作用，可以较好地促进溃疡愈合。

消痔灵注射液是由中国中医科学院广安门医院史兆崎为主研制开发的，其主要理论依据是“酸可收敛，涩可固脱”。主要成分鞣酸是从中药五倍子中提取，硫酸铝钾是从医用明矾中提取的。五倍子性味酸、涩，可收可敛，其主要成分鞣酸，对组织有较强的收敛作用，可使蛋白质凝固，收缩血管，对多种细胞有抑制作用，并且抗渗出作用显著。明矾性寒、味酸涩，有燥湿解毒，涩肠止泻，清热化痰的功效。《本草纲目》认为：矾石可治诸血痛脱肛阴挺疮疡，取其酸涩而收也。现代研究认为还有显著的消炎、抗菌作用。明矾液注入直肠黏膜，可引起较强的无菌性炎症，导致浆膜层和平滑肌层蛋白质凝固坏死，形成异物胶以达到硬化萎缩。因而使直肠黏膜和肌层粘连，从而致直肠与周围组织粘连固定，治疗直肠脱垂性疾病。

SRUS的病变为直肠黏膜表层的腺上皮细胞溃疡，黏膜固有层的纤维组织增生，黏膜肌层被纤维组织代替而增厚，黏膜下层有炎细胞浸润。故应将消痔灵注射液注射在黏膜固有层与黏膜下层之间，使黏膜固有层和黏膜肌层增厚的纤维组织周围产生无菌性炎症反应，使其硬化萎缩；消痔灵注射液的消炎作用使黏膜下层的炎性细胞消失；血管栓塞，起到止血作用；同时消痔灵注射液的收湿敛疮的作用，使直肠黏膜表面的溃疡愈合。

此外，朱玉云等的实验证实，消痔灵具有一定的抗肿瘤作用和免疫增强活性。这一结果可能使消痔灵注射治疗直肠溃疡，降低其癌变和复发风险有了更好地实用价值和临床推广意义。

孤立性直肠溃疡综合征病因、病机研究尚不完全明确，现大部分人认为是由直肠黏膜松弛、脱垂或出口梗阻性便秘者长期摒便而造成局部缺血有关。在消痔灵注射操作时，同时要进行黏膜松弛、脱垂等消痔灵注射，使直肠黏膜与肌层、直肠肌层与周围组织粘连固定，使其血管栓塞，组织缺血而枯萎硬化，治疗直肠黏膜脱垂，从根本上治疗孤立性直肠溃疡综合征。

4. 消痔灵注射的注意事项

术者一定要熟悉直肠肛管解剖层次的变化关系，并结合肠镜等影像资料明确定位，减少操作的并发症。

注射疗法属于侵入性治疗，术前一定要清洁肠道，手术过程中应严格按照无菌要求操作，术中尽量减少肛门镜的进出次数，以减少损伤和感染机会。

注药深浅要合适，需要注射在黏膜固有层与黏膜下层之间。当针尖接触肌层有抵抗感，稍退针开始注药。过深则进入肌层，太浅注在黏膜表层，这样既达不到治疗目的，还有致肠壁坏死，加重溃疡。

孤立性直肠溃疡综合征的病灶70%左右位于前壁，消痔灵注射时进针不要过快，尽量平行肛管进针，避免刺穿直肠壁而刺入前列腺，引起前列腺炎。

注射量要适中，浓度要适宜，以病灶周围水肿不苍白为宜，溃疡中央减半。注射时溃疡上端应相应增加注射量，约0.5mL为宜，以达到阻断病变上部的血供，增强止血效果。临床常用1：1消痔灵注射液，每个病灶注射3~5mL注射量大、浓度高都可能导致坏死等。

注射消痔灵之前，要回抽无血液回流方可注入，以免注入血管，引起呕吐、出血等。

5. 重视日常调理养护

5.1 一般调护

嘱患者忌食辛辣刺激性食物，养成规律正常的大便习惯，还应指导患者高纤维饮食，如芹菜、燕麦片等，保持大便通畅，减少排便阻力，促进创面愈合。同时，平时嘱患者多做提肛锻炼，促进局部血液循环。保持愉快的心情，规律参加体育锻炼，增强机体免疫力。正所谓“正气存内，邪不可干”。

5.2 中医药调理：

消痔灵注射SRUS可以促进疮面愈合，较好地改善临床症状。但是导师认为上述方法虽能使局部症状消失但没有改变患者的体质，这就没有清除复发的根源。故导师根据祖国医学“治未病”的思想和体质学说，对SRUS术后的患者施行辨证论治。中医分析，此病多由体内湿热虫毒引起，湿热下注大肠，可见里急后重，久停蒸腐气血而成瘀浊，可见脓血便。或素体虚弱，气血不足或血行不畅，不能濡养大肠，肠失所养而肉腐，出现黏液便、肛门痛等。消痔灵注射术后虽各项症状消失，但是一定要改善体质，防止复发。湿热者应予清热利湿、理气止痛使湿热除，气血调而使大便常，痛自止，常以葛根芩连汤加减；平素虚弱者，应健脾补肾，益气活血，使气血足，摄纳常而避复发，常以补中益气汤加四神丸等加减；气滞血瘀应予行气通腑，通瘀散结，使气机通畅，热泻瘀破而症除，常以桃仁承气汤加减。

平时调护是预防溃疡复发的重要办法。病期用消痔灵注射止血抗炎，黏膜硬化，促进疮面愈合；术后给予体质调理，清热燥湿解毒，补益气血，以防复发。标本兼治，可以彻底治疗顽固的孤立性直肠溃疡综合征。

结　论

孤立性直肠溃疡综合征比较少见，研究文献相对较少，临床对其认识尚不足，但现今发病率日趋上升，应引起重视，加强对此病的诊断。此病尚没有完善统一的治疗方法，李师教授活用硬化剂消痔灵注射，可消炎、止血，并且使黏膜硬化，促进溃疡愈合。术后嘱患者重视日常调护，高纤维饮食，规律生活。临床观察，有效率高，一次操作成功率高，操作简单，费用低廉，患者痛苦小，复发率低，值得在临床上推广，并引导广大医师做进一步的研究和提高。

李师教授应用消痔灵注射术治疗直肠内脱垂经验总结

赵林华　指导教师：李师

直肠内脱垂属出口梗阻型便秘的一种，是肛肠科的常见疾病之一。1903年由Tuttle首先提出，其主要临床表现是排便困难，粪便阻塞感，肛门坠胀感，大便变细和排便次数增多，排便时间明显延长。严重影响了患者的工作与生活。出口梗阻性疾病好发于女性，尤其是老年女性，据国外统计，在女性肛肠疾病手术中占10%～15%。在我国一些地区普查，直肠内脱垂的发病率为0.62%。

直肠内脱垂在中医学中属于“便秘”的范畴。祖国医学认为，本病以虚证为主，或虚实夹杂，发病多与年老体弱，营养不良，中气不足或排便久蹲强努有关。现代医学对直肠内脱垂的发病原因目前尚不清楚，一般认为与解剖、盆底组织软弱和长期腹压增加有关。

直肠内脱垂是肛肠科的疑难病症之一，治疗上有一定难度。从临床疗效来看，非手术疗法可以缓解症状、减缓疾病进展，但不能从根本上治愈，复发率亦较高。目前手术疗法是治疗直肠内脱垂的主要方法，常用术式多达数十种，其中大多存在并发症多或复发率高的缺点，或手术痛苦大，在肛肠界没有形成较为统一的术式。

李师教授根据多年临床经验，采用消痔灵注射术，并在术后辨证给予口服中药，不仅解决了局部症状问题，而且从整体上调理全身功能，达到了标本兼治的效果。该方法并发症少，复发率低，痛苦小，在治疗直肠内脱垂方面有较大优势。

正 文

李师教授是国内知名的肛肠病专家，从事肛肠病的临床、科研及教学工作20余年，积累了丰富的临床经验，在直肠黏膜内脱垂（internal rectal prolapse，IRP）的治疗方面有着深入地研究。导师依据祖国医学辨证施治，并结合现代医学治疗手段，形成了一整套独特的治疗方案，在临床上取得良好疗效。关于IRP的治疗，导师认为手术的根本目的在于改善症状。采用消痔灵注射疗法，配合中药口服，具有疗程短、费用低、痛苦小、术后并发症少、复发率低的特点，是治疗IRP的首选方法。

1. 一般资料

1.1 病例来源：本文收集了2010年1月—2012年1月辽宁省肛肠医院就诊的直肠内脱垂住院患者46例。其中男性16例，女性30例；年龄25～77岁；病程1～20年。

1.2 症状和体征：主要症状为顽固性便秘，常以排便困难、便时费力、用时较长、便次频繁、便条变细、排便不尽感、肛门坠胀梗阻感等为主诉。部分患者须用手或他物协助排便，伴有直肠胀痛，会阴绷紧，腹胀，里急后重，严重者可出现黏液血便。检查患者，肛门外形无异常，指诊时取蹲位较好，或取侧卧位时让患者做排便动作，可触及直肠腔内松弛或折叠堆积的黏膜，有壅阻感，柔软光滑，上下移动，内脱垂部分与肠壁之间可有环形沟。

1.3 辅助检查：

（1）内镜检查：可见直肠前壁黏膜壅塞、松弛下垂，约半数的患者黏膜可有水肿、充血、糜烂或溃疡。

（2）排粪造影检查：直肠侧位片见肛缘上6～8cm处黏膜脱垂堆积于肛管上缘，呈漏斗状，部分患者有骶骨直肠分离现象。直肠内脱垂的影像学表现主要有以下变化：①直肠前壁脱垂：肛管上方的直肠前壁出现折叠呈凹陷状，但直肠肛管连接处后缘光滑连续。②

直肠全环内脱垂：排便时肛缘上6～8cm处直肠前后壁出现折叠，并逐渐向下移，最后直肠下段变平而形成杯口状的鞘部，其上方直肠随着下移而形成套入部。③肛管内直肠脱垂：套叠的前端进入肛管但未超出肛缘。排粪造影还可以发现其他肛门直肠疾病，如直肠前突、盆底痉挛等。

（3）大肠传输实验：用来诊断是否患有结肠慢传输型便秘。

（4）肌电图检查：可以发现直肠内脱垂患者表现出的神经源性损伤，排便时过度用力，使支配神经分支变性，运动单位的肌纤维部分功能丧失，引起动作电位的电场在时间和空间上极度的分散，波形稀疏。电位电压大于1000μV，而多相电位增加。

（5）肛门直肠压力测定：直肠内脱垂的患者肛管静息压、压榨压均降低，引起排便的直肠容量减少。

1.4 诊断标准：依据1992年第7次全国肛肠学术会议拟定的直肠内脱垂的诊断标准并结合排粪造影检查结果：临床表现以排便困难为特征，大便数日1次或1日数次，或干结如羊粪，或软便条。排便时间延长，伴下坠及便不尽感。肛门指诊可触及肠黏膜松弛，有壅积肠腔之感，使肠腔变狭小。直肠镜检可见肠黏膜较松弛，堆积肠腔。排粪造影见黏膜脱垂呈漏斗状影像。患者可伴腹胀、纳差、恶心、头昏、乏力等全身症状。

1.5 鉴别诊断：

（1）直肠前突（rectocele，RC）。表现为出口阻塞症状，排便困难，排便不尽，但指诊时于直肠前壁可扪及明显的薄弱凹陷区，肠壁松弛，弹性下降，做排便动作时凹陷区更加明显。

（2）耻骨直肠肌综合征（puborectal muscle syndrome，PRS）。是指因耻骨直肠肌纤维肥大或反常性收缩而致使盆底出口梗阻的一种排便障碍性疾病。患者表现为排便困难，往往越用力粪便越难以排除，部分患者在排便时常大声呻吟、大汗淋漓。直肠指诊时发现肛管张力增高，肛管明显延长，耻骨直肠肌肥厚，常伴反常收缩，或有触痛，有时可触及锐利的边缘。

（3）会阴下降综合征（descending perineum syndrome，DPS）。指盆底肌肉异常松弛引起的一系列症状，如排便困难、排便不全、会阴坠胀、肛门失禁等。长期用力排便、排便时间过长等不良排便习惯可能是引起本病的主要原因，且文献报道此病女性中多数有多产、产伤史。本病的诊断主要靠临床表现和排粪造影，如果患者有出口梗阻的表现，排粪造影时会阴下降值达到了诊断标准，即可诊断。

1.6 纳入标准：①符合上述诊断标准。②无心脑血管、肝肾及凝血系统等严重原发性疾病。③无手术禁忌证。④同意手术并签手术同意书。

1.7 排除标准：①不符合诊断标准。②合并重度直肠前突或结肠慢传输者。③直肠内肿瘤等占位性病变。④合并耻骨直肠肌综合征、盆底疝、重度会阴下降、乙状结肠冗长、骶直分离、结直肠炎者。⑤严重心、肝、肾等功能障碍，不能耐受手术者。⑥精神病患者。

2.治疗方法

2.1 手术原则：首先，诊断必须明确。要有明确的病史，典型的症状和体征，并经排粪造影检查有典型X线片表现，肠道传导时间正常或仅轻度延长，而且除外其他相似疾病。其次，经6个月以上严格的保守治疗无效者，方可考虑手术治疗。

2.2 手术方法：46例患者均采用消痔灵注射术治疗。

（1）术前准备：①术前常规检查血尿粪常规、肝肾功能、出凝血时间、心电图、胸片等。②一般患者无须控制饮食，术前1天进少渣饮食或手术前6h禁食，术前行甘油清洁灌肠。③术前1天行青霉素皮试，会阴部备皮。④术前30min注射安定10mg，减少患者恐惧。

（2）体位与麻醉。采用骶管麻醉，麻醉成功后，取截石位，常规消毒，铺无菌手术巾，用碘伏对肛管直肠内进行消毒。

（3）指诊扩肛。指诊可发现脱垂的直肠黏膜如棉絮状堆积在肛管直肠内，无间隙感。充分扩肛，使肛管能容纳4指以上。

（4）注射药物。配制由注射用水与消痔灵注射液〔吉林省集安益盛药业股份有限公司（批号20091101）〕组成的1∶1混合液约50mL。

（5）手术步骤：①用碘伏消毒会阴部皮肤、肛管及直肠黏膜，置入喇叭形肛门镜，暴露松弛脱垂的直肠黏膜。②用10mL注射器吸入配置好的药液，接5号长针头，针尖从1点处齿线上1cm的脱垂黏膜下端进入，沿直肠纵轴往上，直达脱垂黏膜的上端，回抽无血后，边注药边退针，将药液纵行注射于松弛脱垂的直肠黏膜下层内，使药物均匀分布，充分着药。剂量随松弛脱垂的长度而灵活掌握，以黏膜肿胀饱满略变灰白色为宜，同法注射5点、9点处的直肠黏膜下层，每处注入药液10～15mL，总量30～45mL，脱垂严重者还可适当加大剂量。③注射完毕，用食指伸入肛内反复按摩注射区，使药液分散均匀充分吸收，以注射局部无硬结为度。④重新消毒肛管和直肠黏膜，填入凡士林纱条，外用塔形纱布压迫，丁字带固定，术毕。

（6）术后处理：①控制饮食。术后进流质饮食，3天以后逐渐恢复正常饮食。②预防感染。术后予抗生素治疗3～5d。③汤剂口服。术后予辨证施治，中药汤剂口服，以加强手术疗效。④术后第2天可给予养荣润肠舒（组成：玉竹、黄精、肉苁蓉、何首乌、郁李仁、桃仁、柏子仁等）养荣补气、润肠通便，以协助排出第一次粪便；便后予中药煎剂熏洗坐浴，组成：黄连、黄柏、黄芩、丹参、白术、苦参、延胡索、白及、五倍子、金银花、百部、川芎、野菊花。

3. 疗效

3.1 疗效评定标准：参照中华人民共和国中医药行业标准《中医病症诊断疗效标准》中关于脱肛的疗效评定标准：①治愈：症状消失，排便通畅，无梗阻感；肛镜检查：松弛脱垂的黏膜组织复位固定，不突入肠腔。②好转：肛门坠胀减轻，排便仍不畅快；肛镜检查：还有松弛脱垂的黏膜组织残留。③无效：症状体征无改变。

3.2 结果：对46例患者临床疗效进行统计，结果显示，46例患者的临床疗效总有效率为97.8%；随访3个月，复发1例，3个月时总有效率为95.7%，两者之间无显著性差异（$P>0.05$）。

术后出现疼痛3例，予双氯芬酸钾口服后缓解；排尿困难4例，热敷后排出；无感染病例。

分析讨论

直肠内脱垂是出口梗阻性便秘的一种类型，在女性患者中有着较高的发病率，治疗起来颇为棘手。保守治疗时间要求较长，且从临床实际治疗情况来看，能够严格遵守治疗方案的患者比例较低；经腹手术通常损伤较大，恢复时间长，花费也高，患者不易接受。本病手术方案虽多，但均存在某些缺陷，或复发率高，或并发症多。李师教授根据多年丰富临床经验，采用消痔灵注射这一“中西结合”的疗法，配合辨证施治中药汤剂口服，有效地降低了复发率和并发症，取得了较好的疗效。

1. 中医学对便秘的认识

祖国医学对便秘的认识较早，在《五十二病方》中已有关于便秘的记载。《内经》称便秘为“后不利”“大便难”，认为与脾胃受寒、湿邪侵袭等有关。如《素问·厥论篇》曰：“太阴之厥，则腹满腹胀，后不利。”《素问·至真要大论》曰：“太阴司天，湿淫所胜……大便难。”汉代张仲景则称便秘为“阴结”“阳结”“脾约”，认为该病的发生与寒、热、气滞有关，并创立麻子仁丸治疗脾约。隋代《诸病源候论·大便难候》曰：“大便难者，由五脏不调，阴阳偏有虚实，谓三焦不和则冷热并结故也。”又曰：“渴利之家，大便亦难。”“邪在肾亦令大便难。”指出引起便秘的原因很多，五脏不调、阴阳虚实、三焦不和均可引起。宋代《圣济总录·大便秘涩》中将便秘的证治分类概况为寒、热、虚、实四个方面，提出了“冷秘”“热秘”的分类，沿用至今。金元时期的《丹溪心法·燥结》认为便秘是由于血少，或肠胃受风，涸燥秘涩所致。明代张景岳按仲景之法将便秘分为阴结、阳结两类，认为有火者属阳结，无火者为阴结。清代对便秘的认识已较为全面，《石室秘录·大便秘结》曰："大便秘结者，人以为大肠燥甚，谁知是肺气燥乎？肺燥则清肃之气不能下行于大肠。"指出便秘与肺关系密切。《杂病源流犀烛》则强调"大便秘结，肾病也。"认为便秘与肾关系密切。《证治汇补》对便秘的治则作了分门别类的叙述："如少阴不得大便，以辛润之；太阴不得大便，以苦泻之；阳结者清之；阴结者温之；气滞者疏导之；津少者滋润之。"

直肠内脱垂型便秘多属于虚秘范畴。治疗应以益气升提、收敛固涩为主，辅以行气润肠通便。

2. 关于直肠内脱垂的诊断

直肠内脱垂的诊断是难点之一，通过临床表现和直肠指诊仅能诊断约三分之一的直肠内脱垂。运用内镜检查较为直观，但对于轻中度的直肠内脱垂，在置入内镜时可能将脱出的黏膜恢复原位，因此也会造成漏诊。肛管直肠压力测定能够检测到直肠黏膜脱垂患者肛管静息压降低，直肠全层脱垂患者静息压和咳嗽压均降低，可用来协助诊断。排粪造影检查是目前首选的诊断方法，典型表现是直肠侧位片见黏膜脱垂呈漏斗状影像，部分患者有骶骨直肠分离现象，但直肠内脱垂的影像学改变也可见于部分无症状人群。因此，在诊断直肠内脱垂时，要结合症状、体征及辅助检查结果等，提高确诊率。

3. 消痔灵的作用机制

消痔灵注射液发明于20世纪70年代，是由中药五倍子的提取物鞣酸、医用明矾（硫酸铝钾）为主要成分，辅以三氯叔丁醇、枸橼酸钠、甘油、低分子右旋糖酐、亚硫酸氢钠组成。它所依据的是中医学"酸可收敛、涩可固脱"的理论，其药理作用是注射后蛋白凝固，局部组织产生无菌性炎症，使组织发生纤维化，从而与周围组织粘连固定。无论从中医学还只现代医学的角度来看，均可找到五倍子与明矾治疗直肠内脱垂的理论依据。

五倍子性酸、涩，归肺、大肠、肾经。具有敛肺降火、涩肠止泻、敛汗止血、收湿敛疮的功效。《神农本草经》中已有明矾外用治疗脱肛的记载。《本草拾遗》曰："肠虚泻痢，为末，热汤服之。"《本草纲目》认为五倍子可治疗脱肛、子肠坠下。现代研究发现，五倍子的主要成分鞣质具有收敛、抗菌等作用，其中鞣酸对皮肤、黏膜及溃疡等局部组织蛋白质产生凝固，从而呈现收敛、止血、减少渗出、抗炎、止痛等作用。五倍子煎剂对金黄色葡萄球菌、肺炎双球菌、乙型溶血性链球菌、伤寒杆菌、铜绿假单胞菌、福氏痢疾杆菌及大肠埃希菌等均有明显的抑菌或杀菌作用。

明矾又名白矾，其味酸，归肺、肝、脾、胃、大肠经。具有燥湿止痒、解毒杀虫、清热化痰、涩肠止泻的作用。《本草蒙筌》中有“禁便泻，塞齿疼，洗脱肛涩肠，敷脓疮收水”的记载。《本草纲目》认为：矾石可治诸血痛脱肛阴挺疮疡，取其酸涩而收也。现代研究发现明矾的主要成分为硫酸铝钾。外用低浓度的明矾有消炎、收敛、防腐的作用，并能凝固蛋白、硬化皮肤、止血。体外实验证明，明矾有广谱抗菌作用，对金黄色葡萄球菌、溶血性链球菌、肺炎球菌、变形杆菌、大肠埃希菌、白色念珠菌等均有明显的抑制作用。

4. 术中的注意事项

要减少术后并发症，术中必须严格操作：①进针时不要穿透直肠黏膜，对于男性患者要注意避免伤及前列腺。②掌握好硬化剂的浓度和用量。低浓度大剂量用药安全性大，浓度过高可引起注射部位组织坏死，比较常见的是黏膜坏死，表现为坠胀疼痛，重者可见脓血便。笔者一般采用注射用水与消痔灵注射液组成的1：1混合液，且在注射后局部按摩以利于药液扩散，预防形成局部硬结或坏死。③每次注射后要对针头重新消毒。术后感染多与消毒不当有关，表现为发热、肛内胀痛或跳痛，若形成脓肿，应及时切开引流。④注药要均匀，进针后旋转针管和边注射边退针可使药液分布更均匀。如在一个平面上注入药物过多，可形成环状粘连，即可导致肛门狭窄。尤其是在肛门后位的肛直环处所形成的环状硬索，更易造成直肠下端伸缩困难，阻碍粪便排出。

5. 中药在术后的应用

李师教授认为，直肠内脱垂患者体质多属虚弱，消痔灵注射治疗解决的是局部的症状，并没有改变患者的体质特性，故容易复发。术后要根据患者的体质、症状的不同，四诊合参、辨证施治，予以适当的汤剂来调整全身状态，以达到标本兼治的目的。根据李师教授临床经验，一般分为脾虚气陷证、肾气不固证和气机阻滞证3个证型。

（1）脾虚气陷：大便并不干硬，便意频数，但临厕努挣无力，排出困难，可伴有便不尽感或下坠感；兼见神疲倦怠，少气懒言等；舌淡，苔薄白，脉细弱。治以补气升提、收敛固涩为治则，予补中益气汤加减。方中黄芪补中益气、升阳举陷；人参、白术、炙甘草甘温补中、补气健脾；当归养血和营；陈皮可调理气机，助升降之复，使清气浊气各行其道；柴胡、升麻升提陷下之中气。诸药配伍，可健运脾胃，内充元气，使气虚得补，气陷得举，清阳得升，则诸症自除。

（2）肾气不足：大便干或不干，排出困难，或五更溏泄；小便频数而清长，面色苍白，四肢不温，兼见腰膝酸软，神疲耳鸣；舌淡，苔薄白，脉沉弱。予济川煎加减，以温肾益精、润肠固脱。方中肉苁蓉既能温肾益精以治其本，又能润肠通便以治其标，为君药；当归养血润肠；牛膝补肝肾、壮腰膝，性善下行，助君药补肾虚、益精血、润肠燥；枳壳利气通肠以助通便；泽泻泻肾浊，升麻升清阳，二者合用有升清降浊之功。纵观本方：以温肾益精为主，润肠通便为辅，补中有泻，降中有升，使肾虚得复，精血充足，开合有度，则大便自通。

（3）气机郁滞：粪质干结，或不甚干结，欲解而不得，或便而不爽，矢气肠鸣，腹中胀满；胸胁闷痛，嗳气频频，食少纳差；舌淡，苔薄腻，脉弦。予六磨汤（《世医得效方》）加减，以顺气导滞。方中乌药行气疏肝以解郁，沉香下气降逆，木香调气，三药气味辛通，共用可解郁调气；枳壳、槟榔、大黄破气行滞通便。

6. 本疗法的优势

通过消痔灵的作用使直肠复位，恢复直肠原有的结构形态，排便梗阻的症状自然得到了解除，肛门直肠的生理功能得到了保护。术后正确的辨证施药，可以改善患者阴阳失衡的状态，提高治愈率。采用该疗法治疗直肠内脱垂，具有操作简单、安全、痛苦小、疗程短、疗效佳、并发症少、费用低的特点。

结　论

采用消痔灵注射治疗直肠内脱垂，依据的是中医学的原理，采用的是注射的手段，术后的中医辨证施治使治疗过程更加完善，在提高治愈率和降低复发率方面起着重要作用。纵观整个治疗过程，患者痛苦小、恢复快、花费少，容易接受。通过治疗，患者的症状得到改善，且治愈率较高，复发率低，并发症少，达到了预期目的。

李师教授采用外剥内扎加消痔灵注射术预防混合痔术后并发症的临床观察

张晓明　指导教师：李师

痔是一种常见的疾病，发病率约占肛肠疾病的87.3%，其中内痔的发病率约占59.86%，外痔约占16.01%，混合痔约占24.13%。2000年我国肛门直肠疾病调查的4801例患者中，患痔的为3888例，占80.6%，为肛肠科门诊的第一位，任何年龄都可发病，但以20～40岁最多。其反复便血、痔核脱出及肛门不适感给患者的工作和生活带来很多不便，严重者可并发继发性贫血以及嵌顿等。目前治疗混合痔的方法很多，非手术的中医药治疗对那些出现便血、脱垂、肛门不适等症状较轻的时候，可作为优先考虑的治疗方法；而对那些症状较重，反复发作，经非手术治疗无效的混合痔，仍以手术为主，主要的手术方法为外剥内扎术，但这种方法存在术后出血多、创缘易水肿、愈合时间长等并发症。李师教授根据混合痔的性质及特征，并用中医基础理论作为指导，将外剥内扎结合消痔灵注射术治疗混合痔预防术后并发症取得令人满意的治疗效果。

正 文

1. 研究对象与方法

1.1 研究对象：辽宁中医药大学附属第三医院（辽宁省肛肠医院）肛肠科在2011年1—7月住院的50例确诊为混合痔的患者。

按随机数字表分为治疗组、对照组，每组各25例。治疗组采用外剥内扎结合消痔灵注射治疗；对照组采用传外剥内扎术治疗。在25例治疗组中男性14例，女性11例；年龄22～69岁，平均年龄（40±17.8）岁；病程3～30年，平均（10±6.2）年。在25例对照组中男性12例，女性13例；年龄21～67岁，平均年龄（38±18.1）岁；病程4～32年，平均（11±5.4）年。

（1）诊断标准：符合中华医学会外科学会肛肠外科学组2002年制定的《痔诊疗暂行标准》。其中按内痔脱出分为：Ⅱ期19例，其中治疗组10例，对照组9例；Ⅲ期20例，其中治疗组11例，对照组9例；Ⅳ期11例，其中治疗组5例，对照组5例；伴有出血19例，其中治疗组9例，对照组10例；环形混合痔23例，其中治疗组12例，对照组11例。主要症状：便时伴有脱肛、肛门不适、便鲜血、渗出、肛门瘙痒、疼痛、肛门有异物感等。

（2）纳入标准：①符合混合痔诊断标准。②年龄20～70岁。③自愿参加并签知情同意书。

（3）排除标准：①孕妇及哺乳期妇女。②合并严重全身系统疾病。③精神病患者。④因各种原因自动退出或不配合治疗者。

1.2 方法：根据诊断标准、纳入标准、排除标准确定合格患者50例，并按随机数字表分为治疗组、对照组，每组各25例。治疗组采用混合痔外剥内扎结合消痔灵注射治疗；对照组采用混合痔外剥内扎术治疗。最后观察术后并发症及治愈率情况。

1.3 治疗方案：

（1）对照组外剥内扎术：①术前嘱患者排尽大小便，肛周术区备皮，予安定注射液10mg术前0.5h肌注。②外剥内扎术方法：骶麻成功后，患者均取截石位，常规消毒后，手法扩肛，用肛门镜查看痔核数目、大小及部位。③选择外痔的切口部位，在1～3个外痔隆起最明显处作为外剥内扎切口的部位，若环状混合痔分界不清，一般在3、7、11点选择做切口，于外痔皮赘部分做V形切口。④锐钝结合剥离曲张静脉团至齿线上0.2～0.5cm处，用中弯止血钳钳夹内痔基底部，并在钳下以7号丝线“8”字贯穿缝扎，将外痔连同已被结扎的内痔残端切除。⑤修剪创缘，彻底止血，凡士林纱条止血散嵌入肛内，塔形纱布加压包扎，丁字带固定。⑥相同方法处理其余混合痔。

（2）治疗组外剥内扎结合消痔灵注射术：①外剥内扎术步骤同对照组。②将消痔灵原液〔吉林省集安益盛药业股份有限公司（批号20101201）〕10mL加等量1%利多卡因配制成1∶1溶液。③单发混合痔使用1∶1消痔灵于结扎线上方的痔核上直肠黏膜下层注射2～3mL，在痔核上级0.2cm进针刺入黏膜下层痔静脉丛之间，感觉无阻力为宜，若进针有阻力表示刺到肌层，应退针少许至黏膜下层，经抽吸无回血即可注射，边退针边注药，至黏膜颜色微白即止。④多发混合痔使用1∶1消痔灵于各切口创缘间保留的皮桥两侧的黏膜下层各注射2～3mL，在痔核下级齿线上0.1cm处进针，至黏膜下层深部的窦状静脉区，此步相当于消痔灵四步注射法的第四步。⑤修剪创缘，止血，凡士林纱条止血散嵌入肛内，塔形纱布加压包扎，丁字带固定。

（3）注意事项。①外剥内扎时若是多发混合痔要注意保留合适的肛管皮桥，各切口之间保留的皮桥最好不小于0.5cm。②注射消痔灵时应该向斜上方向进针，当进针至黏膜下层深部有肌性抵抗感时应稍向上方抬起针尖注射药物。③注射消痔灵不要在某一固定部位注射过多，要均匀分布，注射后要反复揉按注射部位，否则会引起硬结坏死。④注射药物时切忌使药液外溢，男性患者要防止将药液注射到前列腺，女性患者要防止将药液注射到阴道中，所用注射针头也不宜过粗。⑤术后当日控制饮食，防止排便。

1.4 观察指标：①两组患者的术后出血量分别于术后第1、7、13天观察创口出血情况，并按4级评分法对出血量记分。0分：无创口出血；1分：手纸染血；2分：便时滴血＜10滴；3分：滴血＞10滴。②两组患者术后创缘有无水肿情况。③两组患者创面愈合时间、治愈率、残留皮赘情况。

1.5 疗效评定标准：痊愈：症状消失；肛门镜检：痔核及上部的多余组织萎缩或消失。好转：症状改善；肛门镜检：大部分痔核及上部的多余组织萎缩，尚有小部分残存。

1.6 统计学处理：采用SPSS 17.0统计分析，计量资料采用独立样本t检验，计数资料采用χ^2检验，$P<0.05$为有统计学意义。

2. 结果

（1）治疗组与对照组术后出血比较见表1。

（2）治疗组与对照组术后创缘有无水肿情况比较见表2。

（3）治疗组与对照组术后愈合时间、治愈率及残留皮赘情况（随访10个月）比较见表3。

表1 治疗组与对照组术后出血比较（$\bar{x} \pm s$，分）

组别	术后第1天	术后第7天	术后第13天
治疗组	1.65 ± 0.23	1.81 ± 0.15	0.35 ± 0.02
对照组	1.94 ± 0.36	2.22 ± 0.32	0.96 ± 0.03

注：经χ^2检验，$P < 0.05$，有统计学差异，治疗组术后出血明显少于对照组。

表2 两组术后创缘水肿情况比较（例）

组别	总例数	术后创缘水肿
治疗组	25	1
对照组	25	7

注：经χ^2检验，$P < 0.05$，有统计学差异。治疗组术后创缘水肿情况明显好于对照组。

表3 两组创面愈合时间治愈率残留皮赘情况（随访10个月）比较

组别	例数	创面愈合时间（d）	痊愈（例）	好转（例）	残留皮赘（例）	治愈率（%）
治疗组	25	14 ± 2	25	0	1	100
对照组	25	17 ± 3	23	2	6	92

注：两组患者创面愈合时间、治愈率及残留皮赘情况。经统计学检验，$P < 0.05$，有统计学差异。治疗组创面愈合时间短，治愈率100%，残留皮赘明显少于对照组。

分析讨论

痔是肛肠科常见疾病之一，痔的发病率约占整个肛肠疾病的87.3%，其中内痔发病率约占59.86%，混合痔约占24.13%，外痔约占16.01%。而对于Ⅱ期及以上混合痔的患者反复发作便血、痔核脱出及疼痛给患者造成了巨大的痛苦，手术治疗是必要的选择。

传统外剥内扎术是治疗混合痔的经典术式。但外剥内扎术也有其缺点和并发症：对于多发的混合痔或多个外痔如环形混合痔若使用单纯外剥内扎术常因创口多、术后出血多、创缘易水肿，疼痛明显、愈合时间长而增加了患者的痛苦。

消痔灵主要的药理作用为四方面：消痔灵注射后可以使痔血管产生收缩；消痔灵还可以直接地对痔血管产生栓塞，消痔灵注射以后进一步对局部血管产生动脉血管炎，促使动脉内膜增生，进而导致动静脉血栓形成而闭塞血管，它与痔间质无菌性致炎反应是同步进行的；消痔灵可以使痔间质纤维化，黏膜和黏膜下层粘连固定，具体为注射消痔灵后引起无菌致炎反应，分为急性与慢性炎症期，在慢性炎症的基础上产生组织纤维化，使得黏膜和黏膜下层粘连固定；消痔灵还可以使松弛的Parks韧带产生纤维粘连固定，1956年英国肛肠学家Parks教授发现在齿线附近肛管黏膜外有一层韧带组织并命名为Parks韧带，它具有固定和支持肛管的作用，现研究证明它是联合纵肌分支纤维即肛管皮肤外肌群，Ⅲ期内痔继发混合痔与Parks韧带松弛有关，加大注射量可使松弛Parks韧带产生纤维性粘连固定，从而阻断内痔通向外痔的血流。

消痔灵注射液的主要成分是鞣酸（五倍子中提取）0.25g，硫酸钾铝（明矾中提取）4g，加上甘油10mL、低分子右旋糖苷10mL、三滤丁醇0.3g和蒸馏水100mL制成。五倍子首见《本草拾遗》："肠虚泻痢，为末，热汤服之。"五倍子味酸咸，故有收敛止血，收湿敛疮之效；其气寒，故有散热毒疮肿之效。根据中医基础理论"酸可收敛，涩可固脱"治则，利用了五倍子性酸而收涩的特点。现代药理研究：五倍子含50%～80%的鞣酸，具有显著的收敛、抑菌、抗渗出作用，其中主要为5-间-双没食子酰葡萄糖，没食子酸以及树脂、脂肪、蜡质等。他们共同起到了使蛋白质凝固，血管收缩的作用。中药明矾性酸、涩、寒，尤善收湿止痒，内服止血、止泻、化痰，外用治创面湿烂或瘙痒。现代药理研究：明矾的主要成分为含水硫酸铝钾，具有强力凝固蛋白质作用，临床用作硬化剂，也具有消炎、止血、止泻等作用。硫酸铝钾在水溶液中的铝离子抗炎及形成异物胶原纤维化作用，纤维化组织包绕痔小动脉及痔内静脉，使血管腔硬化、变细、闭塞来减轻痔静脉扩张及充血，达到痔体萎缩及使黏膜和肛管皮肤与肌壁粘连而固定的作用。

外剥内扎结合消痔灵治疗混合痔的主要优点有：①若是单发混合痔可以有效地防止术后脱核期出血。②若是多发混合痔可以有效地防止术后肛缘水肿，缓解疼痛，减少痛苦。③可以缩短愈合时间，减少病程。以上优点基本都离不开消痔灵的作用。消痔灵注射后具有明显的收缩痔血管作用，尤其阻断了直肠上动脉的血流，故患者在脱核期可以有效地避免大出血的发生。外剥内扎术后肛缘水肿是由于晚期内痔及混合痔均合并有肛管静脉曲张，手术时若未能及时将其剥离，加上结扎后或患者用力排便而使局部静脉、淋巴回流受阻导致痔体迅速增大进而导致水肿疼痛。从内痔病因看，内痔继发混合痔与Parks韧带的松弛有关，Parks韧带是内外痔的分界线，若Parks韧带松弛导致内痔继发混合痔，李师教授通过外剥内扎结合消痔灵的方式可以将药集中在窦状静脉区及Parks韧带附近，窦状静脉是肛垫黏膜下层小动脉和小静脉间的直接吻合管，肛垫正常功能的维持主要依赖动静脉吻合管对肛垫血流量的正常调节，若某些因素使动静脉吻合发生调节障碍则肛垫将出现充血性肥大，反复的慢性充血导致Parks韧带伸长和肥厚，并伴有Treitz肌断裂，Treitz肌是肛垫的网络和支持结构，如果Treitz肌断裂，支持组织松弛，肛垫即可出现回缩障碍，因此消痔灵注射后在局部产生无菌性炎症，痔间质纤维化使痔黏膜层、黏膜下层和肌层粘连，使松弛的Parks韧带产生粘连固定，从而肛垫上提，提高了治愈率，减少了术后肛缘黏膜外翻，因此减少了术后水肿的机会，降低了复发率。

综上所述，外剥内扎与消痔灵注射二者结合在临床应用上优点能互相补充，既可预防痔核脱落时的大出血，又可预防术后创缘水肿，缩短愈合时间，具有术后出血少、疗程短，远期疗效理想的优点，是治疗混合痔较好的方法。

结　论

外剥内扎结合消痔灵治疗混合痔能够有效地预防术后并发症的发生，具有操作简便、费用低廉、安全有效、术后出血少、避免术后创缘水肿、疗程短、远期疗效理想的优点，是治疗混合痔较好的方法。

内痔套扎与消痔灵注射术治疗内痔的临床观察

张东旭　指导教师：李师

肛肠疾病是我国常见、多发病，其发病率为59.1%。发病时严重地影响人们工作和生活质量。据我国2008年流行病学分析6801例肛门直肠疾病中，痔占5482例（80.6%）；据相关机构统计2011年其中内痔占痔病的67%，外痔占13%，混合痔占20%。痔病的发病率在逐年增加，而内痔则为肛肠疾病中最常见的疾病。其治疗方法有内治法和外治法，对于较重的内痔，手术治疗则为最佳治疗方式。由于肛门局部的特殊解剖结构，患者对肛门区域的疼痛非常敏感，故而术后疼痛成为肛肠科手术术后最常见的并发症之一。症状轻的患者仅会感觉肛门区疼痛不适，而对全身无明显影响；症状重的患者则坐卧不安、大汗淋漓、呻吟不止，其性质胀痛或跳痛，可为持续性或间歇性，给患者带来了极大的身心伤害，而且很容易引发尿潴留、大便困难、心率加快、血压升高等一系列继发症状，严重者可导致心脑血管意外，直接威胁患者的生命安全。此外术后继发性出血造成贫血或者失血性休克，严重者涉及生命危险。还有住院时间，也就是治愈时间较长。这些都是患者拒绝手术治疗的原因。

因此，我们急需有效的方法来减轻传统手术术后的疼痛，术后出血及缩短治愈时间。如今应用止痛药或止痛泵来缓解患者的疼痛，应用止血药物为患者止血，以及应用促进创面愈合的药物来缩短治愈时间，但是这些药物的效果都不理想。有些患者仍然拒绝手术治疗，这显著地推迟了最佳手术时间。通过临床观察内痔套扎术与消痔灵注射术联合应用的手术方法在减轻术后疼痛、减少术后出血和缩短治愈时间上都有较好的临床疗效。

临床资料

1.研究对象

选取2013年3—12月期间在辽宁中医药大学附属第三医院（辽宁省肛肠医院）60例住院患者，且诊断为Ⅱ、Ⅲ期内痔的住院患者。

2.诊断标准

符合《痔疮的诊疗标准（试行）》中Ⅱ、Ⅲ期内痔的诊疗标准与临床表现。

3. 纳入标准

①年龄16～65岁，性别不限。②符合《痔疮的诊疗标准（试行）》中Ⅱ、Ⅲ期内痔的诊疗标准与临床表现。③同意签署手术知情同意书的患者。④患者身体无其他心血管内科疾病。

4. 排除标准

①年龄不在16～65岁的患者。②患有严重的全身各个系统疾病的患者，如高血压、心衰、肾病综合征、消化道出血等。③患有传染性疾病的患者，如梅毒、艾滋病、淋病、尖锐湿疣、病毒性肝炎等。④恶性肿瘤患者。⑤妊娠期和哺乳期女性。⑥过敏性或者瘢痕性体质的患者。⑦精神疾病患者。⑧不配合治疗的患者。⑨同时参加其他临床试验的患者。

5. 研究方法

将符合各项标准的60例患者按制定好的随机数字表随机分为治疗组、对照组各30例。治疗组采取内痔套扎与消痔灵注射联合应用的手术方式治疗Ⅱ、Ⅲ期内痔。对照组采取传统的内痔结扎与消痔灵注射联合应用的手术方式治疗Ⅱ、Ⅲ期内痔。观察术后疼痛程度（VAS）评分、术后出血评分、治愈时间、治愈率。

治疗方法

1. 治疗组

1.1 术前准备：

（1）向患者及家属交代病情、手术方法及注意事项，使患者充分做好心理准备，避免情绪紧张。

（2）嘱患者排净二便，术前2h予甘油110mL灌肠，以彻底排净大便。

（3）术前30min予地西泮注射液10mg肌注，以镇静安神，缓解紧张情绪。

1.2 手术步骤：

（1）患者取膀胱截石位，术区常规消毒，铺巾。

（2）骶管麻醉成功后实施手术。

（3）手术方法：首先用胶圈套扎法，应用规范操作方法，在小指头大小充血紫淤套扎组织上注射消痔灵〔吉林省集安益盛药业股份有限公司（批号20121201）〕（1∶1）使其充盈饱满。痔核四周皆注射消痔灵约1mL，以便痔核快速脱落。

注意事项：①负压值到达0.08～0.10mPa时5s左右即可，不宜过长或过短。②自动套扎枪扳机270° 即可，不宜过大或过小。③注射消痔灵的针头不要过粗，避免术中出血。④要注意消痔灵每次注射不宜过多，要注射在胶圈之上，且为套扎组织最上方。切勿注射在胶圈之下（痔的基底部），虽然使得痔动脉枯萎加速痔核脱落，但有可能肛门直肠黏膜硬化溃烂坏死。如果是女性前位内痔的患者，就会有很大的概率造成直肠阴道瘘。如果是男性前位内痔患者会有很大概率扩散到前列腺，造成前列腺功能障碍。

（4）术毕，查无活动出血后，重新消毒，塞入凡士林纱，纱布塔形固定，丁字带彻底固定，返回病房。

1.3 术后处置：予醋氯芬酸肠溶胶囊1粒必要时口服，半流食3d，二级护理，每日换药2次。嘱患者保持创面清洁，保持大便通畅，清淡饮食，卧床休息。

2.对照组

2.1 术前准备：同前。

2.2 手术步骤：

（1）体位、消毒、铺巾、麻醉同前。

（2）手术步骤：根据患者痔的分布情况，选择单纯结扎法或贯穿结扎法手术，在结扎组织上注射消痔灵注射液（1：1），使其充盈饱满。痔核四周皆注射消痔灵注射液1mL，以便痔核快速脱落。

（3）术毕后处理方法同前。

2.3 术后处置：同前。

观察指标和评定标准

1.术后疼痛比较

分别取两组术后3h、6h、12h和术后第1、2、3天的VAS评分。

疼痛评价应用线性视觉模拟标尺（visual analogue scale，VAS）。线性视觉模拟标尺为日本学者发明，是应用最广泛的单维测量工具。线性视觉模拟标尺最早应用于疼痛的评价，在疼痛评价中，线性视觉模拟标尺为一条10cm长的水平线或垂直线标尺，在标尺的两端，标有从0～10的数字，数字越大，表示疼痛程度越强。使用时先向患者解释0代表无痛，1代表最轻微的疼痛，10代表最严重的疼痛，最后了解患者对疼痛的感受处在标尺的哪个位置。

疼痛分级：①无痛：VAS为0分，术后、排便和换药肛门无疼痛。②轻微疼痛：1≤VAS≤3分，术后、排便和换药时的疼痛轻微，患者略感不适。③中度疼痛：

4≤VAS≤6分，术后肛门疼痛较剧烈，排便、换药疼痛可忍受。患者需服用醋氯芬酸肠溶胶囊缓解疼痛。④重度疼痛：7≤VAS≤10分，术后肛门疼痛剧烈，排便换药时疼痛剧烈，患者服用醋氯芬酸肠溶胶囊镇痛效果不佳，需肌注盐酸异丙嗪30mg、盐酸布桂嗪100mg后方可缓解。

2. 术后出血

分别观察两组术后第1、3、7、10天的出血情况。

评价标准：0分：无创口出血；1分：手纸染血；2分：便时滴血＜10滴；3分：滴血＞10滴。

3. 治愈时间

分别观察两组治愈时间（住院天数）。

治愈标准：①症状消失。②肛门指诊：肛门指诊，食指纳肛顺利，无勒指感，进指6cm未触及异常，退指无染血，创面爬皮良好。③肛门镜：无痔核，无多余组织，黏膜色淡红。

4. 治愈率

分别观察两组的治愈率，公式为：治愈人数/组内总人数×100%=治愈率。

5. 统计学处理

采用SPSS 17.0软件进行统计分析，计量的资料用t检验，计数的资料用χ^2检验，$P<0.05$则具有统计学意义。

结果和分析

1. 两组均衡性比较

经统计学检验分析，$P=0.662>0.05$，治疗组和对照组在年龄组成上无明显差异性，可继续比较（表1、表2）。

表1 两组患者性别比较（例）

组别	男	女	合计
治疗组	19	11	30
对照组	16	14	30

经统计学检验分析，$P=0.432>0.05$，治疗组和对照组在性别构成上无明显差异性，可以继续比较。

表2　两组患者年龄比较

组别	例数	年龄（岁）			
		20 ~ 30	31 ~ 40	41 ~ 50	> 51
治疗组	30	5	11	5	9
对照组	30	5	10	3	12

2.结果

（1）经统计学检验分析，术后3h、6h、12h和术后第1、3、7天VAS评分比较 P=0.000＜0.05，治疗组和对照组存在明显差异，具有统计学意义（表3）。结果表明治疗组疼痛比对照组疼痛轻微，胶圈套扎联合消痔灵注射治疗Ⅱ、Ⅲ期内痔可以减少术后疼痛。

（2）术后第1、3、7天出血评分经统计学分析P=0.000＜0.05，治疗组和对照组有明显差异，具有统计学意义。术后出血评分经统计学分析，治疗组和对照组有明显差异，具有统计学意义。术后第10天出血情况经统计学分析P=0.082＞0.05，治疗组与对照组无明显差异，无统计学意义（表4）。以上结果表明治疗组出血比对照组出血少，胶圈套扎联合消痔灵注射治疗Ⅱ、Ⅲ期内痔可以减少术后出血。而在术后第10天无论以哪一种手术方式进行手术，其痔核基本脱落，所以基本无出血症状。

（3）经统计学检验分析，P=0.000，P＜0.05，治疗组和对照组存在明显差异，具有统计学意义（表5）。结果表明治疗组治愈时间比对照组治愈时间短，胶圈套扎联合消痔灵注射治疗Ⅱ、Ⅲ期内痔可以缩短治愈时间。

（4）经统计学检验分析，P=1.000，P＞0.05，治疗组与对照组无明显差异，无统计学意义（表6）。结果表明治疗组与对照均能治愈Ⅱ、Ⅲ期内痔。

表3　术后两组各时间疼痛的VAS评分值比较（$\bar{x}\pm s$，分）

组别	术后 3h	术后 6h	术后 12h	术后第 1 天	术后第 3 天	术后第 7 天
治疗组	1.45 ± 0.32	7.27 ± 0.53	1.58 ± 0.22	6.42 ± 0.76	2.60 ± 0.41	5.92 ± 0.54
对照组	2.75 ± 0.39	6.70 ± 0.68	1.89 ± 0.53	5.56 ± 0.36	1.86 ± 0.47	6.41 ± 0.40

表4　术后两组出血评分值比较（$\bar{x}\pm s$，分）

组别	术后第 1 天	术后第 3 天	术后第 7 天	术后第 10 天
治疗组	0.57 ± 0.63	0.73 ± 0.52	1.33 ± 0.55	1.17 ± 0.38
对照组	1.23 ± 0.43	1.57 ± 0.63	2.20 ± 0.71	1.37 ± 0.49

表5　两组治愈时间比较（$\bar{x}\pm s$，d）

组别	治愈时间
治疗组	6.97 ± 1.38
对照组	13.87 ± 3.05

表6　两组治愈率比较（例）

组别	总例数	治愈数	治愈率
治疗组	30	30	100%
对照组	30	30	100%

分析讨论

患有内痔的患者正在逐年增加，手术则为最有效的治疗方法。

传统的内痔结扎术是治疗内痔的经典术式，但是患者对肛肠手术的概念总是充满了痛苦。传统内痔结扎术虽然治愈率极高，但也有其弊端：患者术后所承受的痛苦较多；并且当患者被告知会有一定的概率出血、甚至会有很小的概率导致失血性休克时，患者就会产生恐惧心理而拒绝手术；还有治愈时间过长，会耽误患者的日常工作生活，所以很多患者宁可忍受内痔所带来的痛苦也不就医。这样就会错过最佳治疗时机，延误病情。

胶圈套扎术是在内痔结扎术上发展而来，其机制相同，都是阻断痔核供血使其脱落。1964年黄乃健首先应用胶圈套扎术，其利用胶圈较强的弹力使得痔核脱落，胶圈较结扎线粗一些，对局部痔核压力较小，脱落时刀割感较弱，从而减轻患者痛苦，同时也能减少出血的风险，胶圈弹力强这能够加速痔核的脱落，也就缩短了治愈时间。但其有一个不可忽视的缺点，就是胶圈易脱落，治愈率下降，甚至会造成二次手术，这样无形中就延长了患者的住院时间，因此患者也会拒绝手术。

消痔灵主要药理作用有四方面：可以收缩痔动脉血管，减少痔动脉内血流；可以形成痔动脉血管炎，增厚痔动脉血管内膜，使得血管狭窄减少血流，也可以直接使得痔动脉血管形成栓塞，阻断痔动脉中的血流，此炎症为无菌炎症，故不会造成感染；此外无菌炎症使得痔间纤维化，固定黏膜和黏膜下层；可使松弛的Treitz肌产生纤维化，粘连固定，使得缸垫重新上移。但消痔灵注射术也有其缺点，痔核较大时不易脱落，同时易产生黏膜肌肉坏死。

胶圈套扎术结合消痔灵注射术的主要优点有：①胶圈套扎简单易操作。②在套扎痔核的上方注射消痔灵，就会使套扎的痔核充盈变大，这样胶圈就不易脱落。③胶圈作用下，少量消痔灵即可，既能保证痔核的脱落，也能避免黏膜坏死。④胶圈套扎是微创手术，疗效良好，价格低廉，患者易接受，在临床上容易推广。

综上所述，内痔套扎术和消痔灵注射术联合应用于Ⅱ、Ⅲ期内痔可以减轻患者术后疼痛，降低术后出血概率及缩短治愈时间，且治愈率达100%。值得在临床上推广。

结　论

经过本临床实验研究，得出以下结论：

（1）内痔套扎与消痔灵注射术联合应用的手术方法在临床上可明显降低术后的疼痛程度。

（2）内痔套扎与消痔灵注射术联合应用的手术方法可明显减少术后的出血。

（3）内痔套扎与消痔灵注射术联合应用的手术方法可以缩短患病者的治愈时间。

（4）内痔结扎与消痔灵注射术联合应用和内痔套扎与消痔灵注射术联合应用两种手术方法都可治愈Ⅱ、Ⅲ期内痔。

疏肝健脾法治疗慢传输型便秘临床观察

关威　指导教师：李师

祖国医学博大精深，中华五千年文化源远流长。中医方剂作为祖国医学的重要组成部分，有着悠久的历史，是中国传统医学理论的具体体现，也是中医临床用药的主要形式和手段。

便秘是多种疾病的一个症状，直接表现症状为大便量减少而干硬并排出困难，甚至需用手法帮助排便。在不使用泻剂的情况下，一般每2～3d或更长时间排便1次（或每周少于3次）或长期无便意。或者合并出现一些其他特殊症状：比如有些患者会伴有腹痛、腹胀或腹部不适感；排便有不尽感；少数患者还会伴有精神心理障碍，如烦躁、抑郁、易怒、失眠、多梦等。

随着现代人们生活方式节奏的加快和饮食结构的改变，便秘严重影响了人们的生活质量。便秘可能会导致尿路感染、排尿困难、肺栓塞、心律失常、心绞痛等症突然加重，另外肛裂、痔等肛肠疾病也与便秘有密切的联系。而且便秘也可诱发其他疾病，威胁便秘患者的生命安全，如急性心肌梗死、脑血管病等并且在肝性脑病、乳腺疾病、结肠癌等疾病的发生中也起了重要的作用。

据报道，在美国每年死于便秘或与便秘有关的疾病约有900例，便秘发生率为2%～28%。在我国北京地区的慢性便秘发病率为6.07%。老年人群中便秘发生率更是高达35.80%。可见为了减轻便秘带来的痛苦和严重后果，有必要对便秘进行合理的早期预防和治疗。

慢传输型便秘的治疗方法有很多种，保守疗法、药物疗法、手术等。一般保守治疗虽然能暂时有一定的疗效，但是疗效不持久，而手术治疗创伤大，治疗费用高。以至于大多数患者通常在多种治疗方法后仍然受到病痛的折磨，所以找到一种行之有效的治疗方式是必然的发展方向。

依据祖国中医药性味归经理论，现代先进科技的检查手段，我们可以科学地选药组方。利用中医药的辨证论治，对患者个体化治疗，调节人体脏腑功能，刺激胃肠蠕动及黏液的分泌，治疗患者病痛之苦。本文采用总结古典医籍及现代文献结合临床研究随机对照的方法，进行临床研究治疗舒肝健脾法治疗慢传输型便秘。

正　文

1.资料与方法

1.1 一般资料：全部40例患者均为2011年2月—2012年4月来自辽宁中医药大学附属第三医院（辽宁省肛肠医院）门诊和住院的慢传输型便秘患者。

1.2 诊断：

（1）临床诊断：①符合RomeⅢ标准。②排除肠道及全身器质性疾病及药物因素。③经结肠传输试验异常，80%的标记物在3d以上不能排出。④排粪造影正常，排除直肠前突等出口梗阻型便秘。

（2）纳入标准：①患者年龄在20～80岁。②符合慢传输型便秘的诊断标准，中医辨证分型符合肝郁脾虚型辨证标准。③自愿参加并签知情同意书。

（3）排除、剔除标准：①合并严重全身系统性疾病，如高血压、心脏病等。②合并精神疾病。③妊娠及哺乳女性。④过敏及瘢痕体质患者。⑤同时参加其他临床实验。⑥因各种原因自动退出或不配合治疗者。

1.3 分组方法：采用随机数字表进行随机同期对照实验。根据诊断标准、纳入标准和排除标准确定40例合格受试对象，将已制定随机数字表按一定的规则分为治疗组20例，对照组20例。制成随机分配卡，编号装入信封。

1.4 治疗方法：

（1）治疗组：口服舒肝健脾功效的汤药，药物组成：柴胡30g，郁金30g，白芍25g，陈皮25g，黄芪20g，党参20g，白术20g，茯苓20g，升麻15g，枳壳15g，当归10g，桃仁10g，甘草15g。每剂加水700mL，文火浓煎至300mL，分早晚空腹服用，每次150mL，1剂/d。

（2）对照组：口服枸橼酸莫沙必利胶囊，上海信谊药厂有限公司生产，批号：国药准字H20051719/规格：5mg×24粒/盒。用法：口服每次5mg（1粒），每日3次，饭前服用。

（3）治疗时间：连续用药30d为1个疗程，两组患者均治疗两个疗程后评定疗效。

1.5 症状分级标准：参照卫健委药政司《中药新药临床研究指导原则》中对慢性便秘评级法的拟定（表1）。

1.6 疗效评定标准：评定标准依据《中医临床病症诊断疗效标准》便秘疗效标准制定。

表1　症状分级标准

项目	级别	症状	分数
排便间隔时间指数	0级	排便间隔时间小于24h	0分
	1级	排便间隔时间24～48h	1分
	2级	排便间隔时间48～72h	2分
	3级	排便间隔时间大于72h	3分
粪便性质指数	0级	正常（软粪成型）	0分
	1级	粪便稍微干燥，但排出不困难	1分
	2级	粪便干结，但成条	2分
	3级	粪便干结，呈羊粪状，排出困难	3分
腹胀指数	0级	无腹胀	0分
	1级	轻微腹胀，0.5h内减轻或消失，不影响日常生活	1分
	2级	腹胀不适，进食后加重，部分影响正常生活	2分
	3级	腹胀极为不适，空腹时不能缓解，日常生活受到影响	3分
腹痛指数	0级	无腹胀	0分
	1级	轻微腹胀，0.5h内减轻或消失，不影响日常生活	1分
	2级	腹胀不适，进食后加重，部分影响正常生活	2分
	3级	腹胀极为不适，空腹时不能缓解，日常生活受到影响	3分
排便费力指数	0级	不费力	0分
	1级	排便时轻微用力就能排出	1分
	2级	排便时需要用大力帮助才能排出（表现为面色发红，精神紧张，两手抓紧）才能排出	2分
	3级	排便时需要用大力帮助排出亦困难（表现为面色发红，精神紧张，两手抓紧），而且需要用手或其他方法才能排出	3分

注：将0级、1级、2级、3级分别拟订为0分、1分、2分、3分，将两组治疗前后总积分进行计算比较。

痊愈：保持2周以上大便正常，或恢复至便秘前水平，积分为0分，其他症状全部消失。

显效：排便间隔时间及粪质接近于正常或大便稍干而排便间隔时间48h以内，积分降低2/3（含2/3）以上，其他症状大部分消失，保持2周以上，便秘症状有明显改变。

有效：排便间隔时间缩短1天，或粪质干结改善，积分降低1/2（含1/2）以上其他症状都有好转，并且保持2周以上。

无效：便秘及其他症状没有任何变化，积分没有变化。

1.7 统计学分析：使用SPSS 14.0统计软件进行分析。计量资料比较用$\bar{x} \pm s$表示，记数资料用χ^2检验，计量资料用t检验。

1.8 典型病例：患者郑某某，女，54岁，已婚，身体健康。以“排便困难12余年，加重1个月”为主诉来院就诊。

现病史：患者神志清，表达能力可，自述平素易怒，大便秘结，欲便不得，嗳气频作，胁腹胀满而痛，排便较困难，粪便干结，未予重视。近5年病情呈加重的发展状态，出现纳差，腹胀，腹痛，粪质干硬，排出非常困难，便后面白乏力或无便意，每2～3d排便1次，需服用泻药或手部抚摩才能协助排便，有腹痛和呕吐史。入院时完善相关检查，排除出口梗阻型便秘，全身器质性疾病，嘱其停用泻药及能影响胃肠动力的药物。

入院诊断：慢传输型便秘。症状分级积分为9分。

既往史：健康。

于辽宁中医药大学附属第三医院（辽宁省肛肠医院）治疗，口服中药每日2次，30d为1个疗程。2个月后疗效测定。患者症状分级积分为0分，治愈。后随诊2个月，仍每日排便1次，均可自主排便。

2.结果与分析

结果与分析见表2~表7。

表2 治疗组与对照组年龄的对比（例）

组别	例数	20～40岁	41～60岁	61～80岁
治疗组	20	3	12	5
对照组	20	4	10	2

注：经χ^2检验，$P>0.05$，说明两组年龄比较无明显差异，两组具有可比性。

表3 两组患者性别构成情况（例）

组别	例数	男	女
治疗组	20	2	18
对照组	20	3	17

注：经χ^2检验，$P>0.05$，两组性别比无明显差异，具有可比性。

表4 两组患者病程比较情况（例）

组别	病程		
	0～10年	11～20年	＞20年
治疗组	2	14	4
对照组	3	12	5

注：经χ^2检验，$P>0.05$，两组病程比无明显差异，具有可比性。

表5 两组患者的年龄病程资料（$\bar{x}\pm s$）

组别	年龄（岁）	病程（年）
治疗组	51.70±13.84	14.95±5.93
对照组	51.60±10.64	14.20±6.01

表6 治疗组与对照组疗效对比

组别	例数	治愈（例）	显效（例）	有效（例）	无效（例）	总有效率（%）
治疗组	20	2	5	10	3	85.0
对照组	20	0	3	6	11	45.0

注：经χ^2检验，$P<0.01$，两组疗效比有明显差异。

表7 治疗组与对照组治疗前后总积分的比较（$\bar{x}\pm s$，分）

组别	治疗前	治疗后
治疗组	10.00±2.49	4.80±3.59
对照组	9.85±1.66	6.40±2.19

注：经t检验，治疗前两组症状分级总积分比较$P>0.05$，说明治疗前两组总积分在统计学上无明显差异。治疗组和对照组治疗前后自身总积分比较均$P<0.01$，说明治疗组和对照组治疗均有效。

分析讨论

1. 依据

中医对便秘认识历史悠远，治疗理念方法也是多种多样。仲景对便秘提出了寒、热、虚、实不同的发病机制。另外《医学心悟·大便不通》将便秘分为“实闭、虚闭、热闭、冷闭”四种类型，并分别列出各类的症状、治法及方药。实中夹虚，《儒门事亲》中所说：“胃为水之海，日受其新以易其陈，一日一便，乃常度也。”脾虚弱，运化失职，大肠传导无力，魄门开启迟缓，则出气虚便秘。《临证指南医案》曰：“脾宜升则健，胃宜降则和。”脾胃升降失衡，健运通降失职，则可影响大小肠的功能，致肠腑传导失司，通降不利而出现多种肠道病症，如腹泻，便秘等。《素问·灵兰秘典》曰：“大肠者，传导之官，变化出焉。”指出了大肠主传泻糟粕，是水谷废物排泄的通路。《金匮要略·便秘》云：“气秘者。气内滞而物不行也。”从胃的受纳、腐蚀及脾的运化，经过小肠的分别清浊，后由大肠排泄，构成一个水谷运化、吸收、排泄的过程。便秘的形成，主要在于大肠传导功能失常。然而大肠正常传导功能的维持与脾胃、肺、肝、肾等脏密切相关。大肠的传导功能实乃降浊功能的延伸。升降序则肛门启闭正常。如上所述，慢性便秘的发生是以脏器的病理变化累及大肠，导致大肠传导无力，肛门开阖失度，从而发为便秘。

形成便秘的因素有很多，肝郁脾虚，肠道传导失司也是其致病的病机之一。中医认为“肝主疏泄”，朱丹溪首次明确地提出“司疏泄者，肝也”当肝失疏泄时，导致脾胃功能失责，人体一身之气机淤滞而无力推动，通降失常，导致肠腑运动减弱。肝主气机疏泄，经络贯通，精微输布，津液输舍，气血流通，清浊别，糟粕排出，无不依赖的气机的升降运动；肝郁乘脾导致脾虚中气不足而无力运行，大肠宣导无力，升降运动异常，脾虚气血生化无源，肠道血虚津枯失润等因素，致大肠传导失职；再加上脾虚气血生化不足，无力推动肠内容物正常运动，导致粪便在肠道内过久地停留而形成便秘。因此，本病病位虽然在大肠，但主要与肝、脾功能失调密切相关。

由此可见，便秘为病之标，肝郁脾虚才是病之本。故在治疗上应以疏肝健脾，行气通便为总则。

2. 方药分析及现代病理研究

（1）柴胡：柴胡的性味：苦平，归经，入肝、胆经。具有和解少阳，舒肝和胃，升阳举陷之功。主治感冒发烧、寒热往来，胸满胁痛，口苦耳聋，头痛目眩，疟疾，下利脱肛，月经不调，子宫下垂，热入血室。《本草从新》：治虚劳肌热骨蒸，劳疟热从髓出，小儿五疳羸热。

现代药理研究证明：柴胡具有：①解热和退热作用。对伤寒、副伤寒疫苗、大肠埃希菌液、发酵牛奶、酵母等所导致的发热具有明显的解热作用，并且能使动物正常体温下降。②镇静、镇痛，有解除胸闷胀痛，开郁调经作用。③抗肝损伤作用。④抗菌、抗病毒，对结核杆菌、溶血性链球菌、金黄色葡萄球菌、霍乱弧菌、结核杆菌，钩端螺旋体和流感病毒、肝炎病毒、牛痘病毒、第I型脊髓灰质炎病毒、疱疹病毒有抑制作用。⑤促进免疫功能，吞噬功能增强、自然杀伤细胞功能增强。提高病毒特异性抗体滴度。提高淋巴细胞转核率。

（2）郁金：味辛、苦，性寒。归肝、心、肺经。有活血止痛，行气化瘀，清心解郁，利胆退黄的功效。用于经闭痛经，胸腹胀痛、刺痛，热病神昏，癫痫发狂，黄疸尿赤。

现代药理研究证明：郁金多糖能激活小鼠网状内皮系统，提高吞噬指数增强免疫力。煎剂能刺激胃酸及十二指肠液的分泌。郁金有保护肝细胞、能对抗肝脏毒性病变促进肝细胞的再生、去脂和抑制肝细胞纤维化的作用。水煎剂能抑制血小板聚集，降低血黏度并对多种皮肤真菌有抑制作用。另外，郁金还具有抗早孕作用，对早、中、晚期妊娠都有终止作用。

（3）白芍：苦，酸，微寒。归肝、脾经。有疏肝理气，柔肝养血，缓中止痛，平肝敛阴的功效，用于肝胃不和所致的胸胁胀痛、脘腹疼痛，月经不调、经行腹痛、崩漏，以及自汗、盗汗，头痛、眩晕等病症养血柔肝。《医学启源》中："安脾经，治腹痛，收胃气，止泻利，和血，固腠理，泻肝，补脾胃。"在许多传统的方剂中都有白芍，如大柴胡汤、柴胡疏肝散等。

现代药理研究证明：①解痉作用：对平滑肌有抑制或解痉作用，能抑制豚鼠离体小肠的自发性收缩，使其张力降低。②镇静镇痛作用：腹腔注射水煎剂（1g/kg）能抑制小鼠自发活动，增强环己巴比妥钠的催眠作用，肌内或腹腔注射能呈剂量依赖性地抑制小鼠扭体、嘶叫、热板反应，对吗啡抑制扭体反应有协同作用，并能对抗戊四唑所致的惊厥。③增强免疫作用：白芍在体内和体外均能促进巨噬细胞的吞噬功能。白芍煎剂（0.4g/只）灌胃，每日1次，连续5d，使小鼠腹腔巨噬细胞的吞噬百分率和吞噬指数均有显著提高。④对心血管系统的作用：扩张冠状动脉，降低血压。并对肝损伤有明显保护作用。

（4）黄芪的作用：味甘，气微温。专补气。入肺、脾、心经。具补气固表，托毒排脓，利尿生肌。用于气虚乏力、久泻脱肛、自汗、水肿、子宫脱垂、慢性肾炎蛋白尿、糖尿病、疮口久不愈合。

现代药理研究证明：①黄芪对细胞免疫均有促进增强免疫功能，黄芪能增强网内皮系统的吞噬功能，使血白细胞及多核白细胞数量显著增加，使巨噬细胞吞噬百分率及吞噬指数显著上升，对体液免疫、细胞免疫均有促进作用。②黄芪具有增强病毒诱生干扰素的能力。对干扰素系统有促进作用，可提高机体的抗病力；对流感病毒等多种病毒所致细胞病变有轻度抑制作用，对流感病毒感染小鼠有保护作用。③促进机体代谢增强机体耐缺氧及应激能力。黄芪多糖有明显的抗疲劳作用，能显著延长氢化可的松耗竭小鼠的游泳时间和增加肾上腺素重量，对小鼠多种缺氧模型均具有显著的耐受能力，可明显减少全身性耗氧以及增加组织耐缺氧能力。④改善心功能。黄芪对正常心脏有加强收缩的作用，对因中毒或疲劳而衰竭的心脏，强心作用更显著。⑤以黄芪煎剂、水浸剂、醇浸剂皮下或静脉注射于麻醉动物（犬、猫、兔），均可使血压下降，且作用迅速，持续时间短暂。⑥黄芪能防止肝糖原减少，对小白鼠四氯化碳性肝炎有保护作用。对乙型肝炎病毒表面抗原阳性转阴也有一定作用。⑦调节血糖。⑧抗菌及抑制病毒作用。⑨激素样作用。⑩对小肠平滑肌有收缩作用，使胃肠分泌旺盛，蠕动增加。

（5）陈皮：味辛、苦，性温。归脾胃肺。具有温胃散寒、理气健脾的功效，适合胃部胀满、消化不良、食欲不振、咳嗽多痰等症状。《本草汇言》：“味辛善散，故能开气；胃苦开泄，故能行痰；其气温平，善于通达，故能止呕、止咳，健脾和胃者也。”

现代药理研究证明：①陈皮对胃、肠都有功效，都有解痉作用，陈皮中所含的挥发油有温和的刺激胃肠道的作用，可以促进消化液的分泌，排除肠管内积气，增加食欲。加速消化功能的恢复。治疗妊娠恶心，陈皮也是常用药。②有祛痰止咳作用。二陈汤及其衍变方剂止咳、化痰有效，对感冒后咳嗽，急慢性支气管炎咳嗽痰多，能起辅助治疗的作用。

（6）党参：性味甘，平。归脾、肺经。主要功效是补气。治脾胃虚弱，气血两亏，体倦无力，食少，口渴，久泻，脱肛。《本草从新》：补中益气，和脾胃，除烦渴。

现代药理研究证明：①调整胃肠的运动功能纠正病理状态的胃肠运动功能紊乱。②抗溃疡作用党参水煎醇沉液对幽门结扎型、应激型、消炎痛或阿司匹林所致的实验性胃溃疡均有预防和治疗作用。③党参抗溃疡作用机制：降低酸度抑制胃酸分泌。增强胃黏液-碳酸氢盐屏障促进胃黏液的分泌。增加有保护作用的内源性前列腺素（PGEZ）的含量并保护胃黏膜。④党参提取物可增强腹腔巨噬细胞吞噬鸡红细胞的能力。增强造血功能。

（7）白术：性温。味苦，甘。入脾、胃经。具有健脾益气、燥湿利水、安胎和止汗等功能。是补气中药。用于脾胃虚弱，倦怠无力，食少腹胀，大便溏薄，痰饮眩悸，水肿，自汗，胎动不安。《本草求真》书言：“无汗能发，有汗能收，通溺止泄，消痰治肿，止热化癖，安胎止呕，功效甚多，总因脾湿则汗不止，脾健则汗易发，凡水湿诸邪，靡不因其脾健而自除，吐泻及胎不安，亦靡不因其脾健而悉平矣。”

现代药理研究证明：白术有调整胃肠运动、增强机体免疫功能抑制溃疡、增强造血功能等作用；其燥湿利水功效对小便不利等有引导利尿的作用；还能抑制子宫收缩改善胎气不安起到安胎的功效。白术还有抗肿瘤、抗凝血、降血糖、抗氧化、延缓衰老等作用

（8）茯苓性味甘，淡平，入心、肺、脾、肾经。具有渗湿利水，益脾和胃，宁心安神功效。可治小便不利，痰饮眩悸，脾虚食少，水肿，泄泻，心神不安，惊悸失眠等症。

现代药理研究证明：①利尿作用：茯苓之利水，是通过健运脾肺功能而达到的，与其他直接利水的中药不同。②抗菌作用：茯苓的乙醇提取物能在体外杀死钩端螺旋体。对金黄色葡萄球菌、大肠埃希菌等试验用100%茯苓煎剂以平板打洞法均有抑制作用。③对消化系统的影响：茯苓能降胃酸。茯苓浸剂对家兔离体肠管有直接松弛作用，使平滑肌收缩幅度降低，张力下降，对大鼠幽门结扎所致溃疡有抑制作用。

（9）升麻：甘、辛，微寒，凉。入肺、脾、胃、大肠经，有发表透疹，清热解毒，升举阳气之功。用于风热头痛，齿痛，口疮，咽喉肿痛，麻疹不透，阳毒发斑；脱肛，子宫脱垂。

现代药理作用：①对心血管系统的作用：升麻水的提取物注射于动物体内能够起到降压、抑制心肌、减慢心率的作用。②抗菌作用：有报告指出，升麻对炭疽杆菌、金黄色葡萄球菌有较强的抑制作用；对乙型链球菌、伤寒杆菌、白喉杆菌、大肠埃希菌、铜绿假单胞菌、痢疾杆菌也有不同程度的抑制作用。③对平滑肌具有明显的解痉作用：升麻水提取物对平滑肌抑制离体肠管与妊娠子宫，松弛小肠平滑肌有收缩作用。还能增强支气管及消化道的腺体分泌。也有报告指出：升麻属根茎的主要活性成分呋喃色酮类的呋喃色酮衍生物开林（Khellin）对平滑肌（膀胱、子宫等）有明显的解痉作用。

（10）枳壳：苦、酸，微寒。归肺、脾、肝、胃、大肠经。具破气，行痰，消积用于胸胁气滞，胀满疼痛，食积不化，痰饮内停；胃下垂，脱肛，子宫脱垂。《内经》曰："肺苦气上逆，急食苦以泄之，枳壳味苦，能泄至高之气，故主之也。又肺与大肠为表里，风邪入肺，则并入大肠，风热相搏而为肠风下血，苦寒下泄之气，则血热清而风自除矣。其主散留结胸膈痰滞，逐水，消胀满，安胃诸证。"

现代药理研究证明：①增加冠脉流量和肾血流血，降低心肌氧耗量麻醉犬静脉注射0.02～0.5mg/kg，均呈升压效应，剂量大，升压明显。②利尿作用：其利尿作用可能是通过抑制肾小管重吸收等其他作用而产生。另有研究认为，枳实通过强心收缩肾血管，增高滤过压而发挥排钠利尿作用。③有增强小肠平滑肌紧张程度和位相性收缩功能。④对子宫平滑肌的作用：枳实煎剂对未孕及已孕的兔离体子宫、在位子宫和未孕兔的子宫均有明显的兴奋作用，能使子宫收缩节律增加。但对小鼠离体子宫不论已孕或未孕部分起抑制作用。

（11）当归：性温，味甘、辛。归肝、心、脾经。具有补血活血，调经止痛，润肠通便之功效。用于血虚，血瘀，眩晕乏力，虚寒腹痛，月经不调，经闭痛经，肠燥便秘，跌

打损伤，风湿痹痛，痈疽疮疡。

现代药理研究证明：①对子宫平滑肌具有兴奋和抑制作用：吕富华等于1954年报道了甘肃岷县当时含有兴奋和抑制子宫平滑肌的两种成分，具有双向性作用。②对心血管系统的作用：另据蓝大鹤等报道，离体蟾蜍心脏灌流实验表明，当归煎剂或根及叶中所含挥发油可使心肌收缩频率明显受到抑制。另据江苏省中医研究所报道，当归流浸膏及提取物能降低心肌兴奋性，使不应期显著延长。

（12）桃仁：性甘平，味苦，入肺、肝、大肠经。有活血祛瘀，润肠通便的功效。用于经闭，痛经，癥瘕痞块，跌仆损伤，肠燥便秘。治经闭、痛经、痞块，跌打损伤、肠燥便秘。《食鉴本草》：“桃仁破血。润大肠燥湿化痰。双（霜）仁者杀人，不可与同食。服术人不可食。”

现代药理研究证明：①祛瘀血作用：将大鼠麻醉从脾动脉内给药（桃仁提取物50mg/mL）后可使肝脏微循环内的血流加速并且与剂量大小相关。提示对肝脏表面微循环也有一定的改善作用。在离体兔耳静脉血管流量和麻醉犬动脉注射实验中，水煎醇沉液使离体兔耳静脉血管的流量增加说明有舒张血管的作用。麻醉犬动脉注射后股动脉血流量增加及血管阻力降低提示对血管壁有直接扩张抑制血液凝固和溶血作用。②抗炎作用：蛋白成分中的两个均一蛋白成分，利用静脉注射给药发现具有显著能抑制二甲苯所致小鼠耳急性炎症反应的作用。另外水提物还有抗过敏的作用。其中的苦杏仁苷，有镇咳作用，脂肪油（扁桃油）有驱虫的作用，驱虫效果为蛔虫70%，蛭虫80.8%。

（13）甘草：性味甘平。归心脾肺胃经。具有益气补中、脾胃气虚、缓急止痛、润肺止咳、泻火解毒、调和诸药之功效。

现代药理研究证明：甘草可以治疗咳嗽，胃溃疡，口腔溃疡，回肠炎，漏肠综合征，肠易激综合征和克罗恩病。西医临床上根据甘草剂有抗炎和抗变态反应的功能，主要将之作为缓和剂祛痰止咳，清热解毒，治疗咽痛喉炎。甘草有抗炎活性，其制剂能修复胃黏膜损伤，促进溃疡愈合，常用于十二指肠溃疡和慢性溃疡等的治疗。

目前，慢传输型便秘在治疗上，手术治疗创面损伤较大，术后并发症多。西药治疗药物繁多，容易产生耐药性，长期滥用的结果还可能会引起大肠黑变病，出现脱水、电解质紊乱等危险，且疗效也不肯定。中医学认为便秘病位在肠，与脾和肝等多个脏腑的关系密切。通过院内多年临床观察，认为该病治疗宜疏肝健脾、润肠通便。总之，方中柴胡、郁金、白芍、陈皮有调气解郁之功；黄芪、党参、白术、茯苓补中益气、健脾助运；升麻、枳壳升清阳而宽肠下气行肠痹；因气滞则血瘀，久病入络，故佐以当归、桃仁活血行气，润肠通便；甘草调和诸药。共同达到疏肝健脾，通利大便之功。诸药合用，共奏疏肝行滞、健脾理气之功。全方通中有补，故通而不伤正，避免了一味攻下而犯虚虚之戒，能明显改善脏腑的功能，加强肝脾对大肠协调运化，从根本上改善了慢传输型便秘的病理状态，减少患者痛苦，提高生活质量，达到理想的治疗效果。经临床观察，患者治疗后腹胀程度、便意感、排便间隔时间和排便费力程度等均有较大程度的改善。并且在使用中，未发现任何毒副作用，在临床具有非常现实的意义。避免了患者口服西药带来的不良反应，减轻患者的痛苦，提高生活质量。本方能够增强体质促进胃肠蠕动，能缩短排便时间，改善症状，无不良反应，是治疗慢传输型便秘的较佳方案。吴知柏曾用本法治疗习惯性便秘90例，总有效率为94.4%。慢性便秘者首先应当改掉那些不良的生活习惯，少吃辛辣肥厚的食物，多吃一些富含纤维素的蔬菜和水果，增加饮水量，不要过度饮酒并且适当增加运动，养成良好的排便习惯。重度慢性便秘患者也可考虑外科治疗。

每日早晚也可以由右下腹到左下腹做顺时针腹部按摩5min，这样能改善大肠传导功能，利于气机通畅。中医治疗慢传输型便秘疗效甚佳，副反应少。并且能个体化治疗，故有很大的优势。但合理的饮食，适当的运动、良好的排便习惯是任何药物治疗和提高及稳定疗效的基础。

结　论

通过理论研究和临床研究对舒肝健脾法治疗慢传输型临床疗效总结如下：

（1）舒肝健脾法治疗慢传输型便秘，发挥了中医传统特色，作用迅速持久，远期疗效显著。

（2）舒肝健脾法治疗慢传输型便秘可以明显改善慢传输型便秘患者症状，减少泻剂使用情况，使患者生活质量提高改善。

（3）舒肝健脾法治疗慢传输型便秘其主要优势是避免了大的手术创伤，减少感染机会，使患者痛苦小并且易于被患者接受，费用较低，安全有效。

（4）舒肝健脾法治疗慢传输型便秘对医疗设备水平要求相对低，简单易行，适用范围广，值得深入研究，普及推广。

自动痔疮套扎术结合消痔灵注射加外剥术治疗混合痔的临床观察

张艳丽　指导教师：李师

痔是一种常见病、多发病，任何年龄都可发病，但以20～40岁最多。其反复便血、痔核脱出及肛门不适感，严重者可并发继发性贫血以及嵌顿等，给患者带来诸多痛苦。传统中医针对痔的治疗有很多方法，外用药可暂时缓解症状，但针对症状较重患者，手术治疗是最好的选择办法。传统混合痔内扎外剥术是治疗混合痔的经典手术方法，结扎痔核脱落时非常容易出血，且创缘水肿、尿潴留、肛门狭窄等。消痔灵注射疗法是一种有效的非手术治疗形式，对于内痔出血有较好疗效。二者术式的结合对痔脱落时出血有改善，但患者仍有痔核脱落时出血，创缘水肿及疼痛，住院时间长的弊端。随着科技的进步，人们对微创概念的不断了解，涌现出多种微创术式，如吻合器痔环切术（procedure for prolepses and haemorrhoids，PPH）术，该术式保留了肛垫，但PPH术固定的只是内痔上方的直肠黏膜，固定的部分仍然是病理性的肛垫。黏膜增生后也可使脱垂的症状复发。术后患者常会出现吻合口出血、吻合口狭窄、急便感等。因此PPH术的远期疗效不能肯定。套扎术被很多人认为是近些年来固定肛垫效果明显，其原理是胶圈套扎在痔上黏膜组织上，使被套扎的组织缺血坏死后自然脱落，此方法改善脱垂症状很有效，能够减少患者痛苦，但仍有被套扎组织脱落时出血的危险，因此临床上为了减少术后并发症，减少肛门损伤，保护肛门功能，找到一种治疗混合痔最佳的术式，是肛肠科医师的最大愿望，而采用传统与微创的结合即自动痔疮套扎术结合消痔灵注射并外剥术是目前最好的治疗混合痔的方法。经临床大量实践研究表明，三种术式的结合有效地减少术后并发症的发生，术后治疗效果明显、患者痛苦减少、住院费用低、患者容易接受微创理念，是目前临床上主要采用的方法。

正 文

1. 研究对象

研究对象选自辽宁中医药大学附属第三医院（辽宁省肛肠医院）2013年1—7月50例住院的混合痔患者。

按随机数字表分为两组：即自动痔疮套扎术结合消痔灵注射加外剥术治疗混合痔25例为治疗组，和对照组25例运用消痔灵注射加外剥内扎术治疗，通过临床对照观察与统计分析后，探讨自动痔疮套扎术结合消痔灵注射加外剥术治疗混合痔的优点。

诊断标准：按照2006年中华医学会外科学分会结直肠肛门外科学组制定的《痔临床诊治指南（2006版）》的诊断及分级标准，50例均为Ⅱ～Ⅲ期混合痔的患者。治疗组25例患者中，其中男性15例，女性10例；年龄20～70岁；病程3～30年，平均病程（10±6.4）年。对照组25例，其中男性14例，女性11例；年龄21～70岁；病程4～30年，平均病程（11±5.5年）。

纳入标准：①符合混合痔的诊断标准，没有痔疮手术史。②年龄20～70岁。③自愿参加并签知情同意书者。

排除标准：①孕妇和哺乳期妇女。②混合痔合并严重其他系统疾病或出血性疾病不能耐受手术者。③精神病患者。④自动退出或不配合治疗者。

2. 方法

2.1 随机分组：按照标准确定50例符合标准的患者，并按随机数字表分为治疗组、对照组，每组各25例。治疗组采用自动痔疮套扎术结合消痔灵注射加外剥术治疗；对照组采用消痔灵注射加外剥内扎术治疗。最后观察两组患者术后出血、肛门疼痛、创缘水肿、住院时间、术后并发症及治愈率等情况。

2.2 治疗方案：

（1）治疗组：自动痔疮套扎术结合消痔灵注射加外剥术。

操作方法：肛门部术区备皮，术前30min予安定注射液10mg肌注，以稳定患者紧张情绪和减少麻醉带来的影响，骶椎管麻醉或局麻成功后，患者取截石位，常规消毒铺单，肛门镜下显示内痔，确定痔核所在位置及大小数目，设定注射、套扎及切口选择方案。肛门镜下重新消毒，首先将自动痔疮套扎器的枪管对准痔核上方（或齿线上）约1.5cm处较突出的直肠黏膜，按下负压吸引开关，轻轻晃动枪身，使组织充分被吸入，当负压达到或超过-0.08～-0.1MPa时，转动棘轮360°将胶圈推入并套扎在吸进枪管组织的基底部后，打开负压开关，被套扎组织被松开，拔出枪管后第一次套扎完毕，其他部位同法操作，套扎时被套扎组织的顺序选择及部位选择要根据痔核的大小决定的，原则是应由小到大套扎，大的组织被吸入后，可能导致相对较小的组织比较难吸住，同时尽量避免在同一水平面上，防止负压过大，将黏膜撕脱，在数量上一般为3～5个，相邻两个套扎点之间留有黏膜桥以防术后肛管及直肠狭窄。然后将消痔灵原液〔吉林集安益盛药业股份有限公司（批号20121201）〕与1%利多卡因配制成1：1溶液10mL，在痔核上直肠黏膜下层、被套扎组织内及套扎组织周围各注射消痔灵2～3mL至黏膜颜色微白即止。注射后用食指反复轻揉直肠黏膜注药部位，使药液均匀散开。在外痔隆起最明显处或者是当内痔与外痔不在同一方向时，尽量在二者之间选择外痔切口，做一V形小切口，剥离曲张静脉团至齿线上0.2～0.5cm处，切除多余外痔组织。修剪创缘，彻底止血，重新消毒后，以凡士林纱条嵌入肛内，塔形纱布加压包扎，丁字带固定。

（2）对照组：消痔灵注射加外剥内扎术。

患者骶麻或局麻成功后，术区常规消毒铺巾，外剥内扎法同治疗组，在外痔隆起最明显处或者是当内痔与外痔不在同一方向时，尽量在二者之间选择外痔切口，做一V形小切口，剥离曲张静脉团至齿线上0.2～0.5cm处，提起外痔及需切除内痔部分，用弯钳钳夹内痔基底部，在钳下中部或止血钳靠前端部以7号丝线“8”字贯穿缝扎，切除外痔及部分内痔。混合痔呈环形时，切口多选择在3、7、11时位母痔区，各切口之间保留皮桥连接。将消痔灵原液〔吉林省集安益盛药业股份有限公司（批号20121201）〕与1%利多卡因配制成1：1溶液10mL，按照四步注射法在痔核上及直肠黏膜下层各注射2～3mL至黏膜颜色微白即止，注意剂量不宜过大，防止药液外溢，以防黏膜坏死。针头选择细长针头，注射后示指反复轻揉注药部位，使药液均匀散开。

两组手术当日控制排便，术后予抗生素静脉点滴防止感染，肛门局部坐浴熏洗，每日换药处理。

（3）术中注意事项：①套扎位置在齿线以上，不需要套扎痔核，否则容易引起术后患者剧烈疼痛、坠胀不适、甚至导致胶圈过早脱落而出血。②注意2个套扎点之间的黏膜距离至少大于0.5cm以上。③套扎数目一般为3～5个，且不可套于同一平面，防止直肠狭窄，容易导致术后大出血。④消痔灵液应用的浓度、注射剂量不宜过大，否则会导致局部黏膜坏死。⑤消痔灵注射液注射位置不可低于齿线，否则术后疼痛剧烈，甚至肛管瘢痕。⑥外剥内扎较重混合痔时要注意保留合适的肛管皮桥，各切口之间保留的皮桥最好不小于0.5cm。

2.3 观察指标：

（1）术后出血。患者的术后出血量分别于术后1、7、13d观察创口出血情况，并按4级评分法对出血量记分。0分：无创口出血；1分：手纸染血；2分：便时滴血＜10滴；3分：滴血＞10滴。

（2）创缘水肿。Ⅰ°：创缘部分轻度水肿，不影响活动。Ⅱ°：创缘部分明显水肿，活动受阻。

（3）肛门疼痛。Ⅰ°：肛门轻微疼痛，不必处理。Ⅱ°：肛门疼痛，无明显痛苦表情，服一般止痛药缓解。Ⅲ°：肛门疼痛较重，有痛苦表情，需用哌替啶（度冷丁）类药物方能止痛（创缘水肿、肛门疼痛观察标准均参照1975年全国肛肠学术会议制订的统一标准）。

（4）两组患者住院时间、治愈率、残留皮赘情况。治愈判定标准：痊愈：症状消失，肛门镜检显示痔核及上部的多余组织萎缩或消失；好转：症状改善；肛门镜检：大部分痔核及上部的多余组织萎缩，尚有小部分残存。

2.4 统计学分析：采用SPSS 17.0统计软件处理数据，计量资料以$\bar{x} \pm s$表示，采用t检验，计数资料采用χ^2检验，$P<0.05$，有统计学差异。

3.结果

3.1 治疗组与对照组术后出血比较：见表1。

表1 治疗组与对照组术后出血比较（$\bar{x}\pm s$，分）

组别	术后第1d	术后第7d	术后第13d
治疗组	1.24 ± 0.6	1.3 ± 0.56	0.28 ± 0.46
对照组	1.68 ± 0.69	2.04 ± 0.67	0.92 ± 0.4

注：经χ^2检验，$P<0.05$，有统计学差异，治疗组术后出血情况明显比治疗组出血少。

3.2 治疗组与对照组术后创缘水肿：见表2。

表2 治疗组与对照组术后创缘水肿情况比较（例）

组别	例数	创缘水肿
治疗组	25	1
对照组	25	6

注：经χ^2检验，$P<0.05$，有统计学差异，治疗组术后患者创缘水肿少于对照组。

3.3 治疗组与对照组术后肛门疼痛比较：见表3。

表3 治疗组与对照组术后肛门疼痛情况

组别	疼痛程度（$\bar{x}\pm s$，分）	疼痛（例）	疼痛比（%）
治疗组	1.08 ± 0.27	2	8
对照组	1.52 ± 0.65	11	44

注：经χ^2检验，$P<0.05$，有统计学差异，治疗组术后肛门疼痛比对照组轻。

3.4 治疗组与对照组术后愈合时间，残留皮赘及治愈率情况：见表4。

表4 治疗组与对照组住院时间，残留皮赘及治愈率情况比较（随访10个月）

组别	例数	住院时间（d）	痊愈（例）	残留皮赘（例）	治愈率（%）
治疗组	25	10.44 ± 2.08	25	1	100
对照组	25	12.88 ± 2.09	24	5	96

注：两组患者在住院时间，残留皮赘及治愈率方面，经χ^2检验，$P<0.05$，有统计学差异，治疗组治疗时间短于对照组，残留皮赘少，治愈率100%优于对照组。

分析讨论

混合痔是肛肠科常见疾病之一，痔的发病率较高，患者通常饱受痔带来的反复便血，痔核脱出，肛门不同程度的疼痛瘙痒，甚至并发血栓嵌顿带来的剧痛、绞窄坏死等痛苦和排便困难等症状的精神和肉体折磨，为彻底解决广大患者的痛苦，选择手术治疗是最佳的办法，而传统手术治疗混合痔时，虽然能够治愈，但由于现代科技的进步，随着人们生活水平的提高，对物质和精神的追求要求也提高，患者通常追求痛苦的治疗方法。过去由于患者对手术不了解，对疾病认识不够清楚，往往局限于手术可能带来的巨大痛苦，住院时间长或者费用高等错误认识，对疾病一脱再脱，导致给患者带来更大的痛苦，也给医生手术带来难度。为解决这一问题，广大医者在临床中不断探索如何减少患者的痛苦，并且更好地治疗疾病，因此有了微创这一新技术新理念，而且患者也很愿意接受。自动痔疮套扎器的发明给医生和患者都解决了很多问题，而结合各种术式优点治疗疾病时，更加显效。

传统术式-混合痔外剥内扎术是治疗痔病的经典术式，也是治疗痔病的基础，但是传统术式在某些方面也有其不足，如住院时间长，术后并发症多，对于多发的混合痔或环形混合痔行传统术式时，常常会出现切口多，术后易出血，创口水肿，疼痛明显，愈合时间长等，而对于肛垫下移理论内扎时固定的部分相对于套扎术要少，因此将来再次复发痔疮的可能性较大。

套扎法是在传统结扎基础上的发展，中国古代就已经应用结扎疗法治疗混合痔，其以前应用的是丝线，而现在微创套扎法则是应用的具有弹性的橡皮筋胶圈，其原理相同，都是阻断血运，使被结扎的痔组织缺血坏死，而胶圈的应用在于材料先进，痔核边萎缩胶圈边收紧，使其阻断血运作用更明显，离断脱落痔核的作用也很突出。中医名家闻茂康先生和黄乃健教授等人已经使用该手术方法并临床效果明显，此后这种方法被大力推广至全国。套扎法的发展过程由最初的手术钳套扎胶圈法到后来的套扎器套扎法，现在的自动套扎术具有“简、便、廉、验”的特点，自动化高、操作简便，价廉，疗效确切，保护肛门结构，术后并发症少等优点，此法在国内外被广泛应用。

自动痔疮套扎法运用负压吸引原理，将需要套扎的痔上黏膜套入胶圈内，使被套扎的组织缺血坏死，萎缩至自然脱落。因为套扎组织在齿线以上，而齿线以上的神经支配属内脏神经，因此被套扎后，患者不会觉得疼痛。其次套扎后的萎缩黏膜使肛垫上提，另外肛垫会固定于更高位置是因为局部炎症反应可以使黏膜、黏膜下层与浅层肌粘连，上提后的肛垫能够消除痔疮脱垂的症状，而且由于被套扎肛垫上移后内痔脱出相对应的外痔皮肤能得到上提的效果，可不用处理外痔，避免做切口切除外痔后给患者造成的痛苦，缓解静脉曲张。套扎法对轻中度混合痔效果很明显，重度痔疮在治疗上也较为满意是因为同时兼顾了静脉曲张和肛垫下移两种理论。尽管自动痔疮套扎术被认为是一种安全有效的治疗方法，但在临床上仍存在一些术后并发症。常见的并发症是在套扎后的脱核期发生的出血，为预防出血这种情况，故结合消痔灵注射术于被套扎组织内及其周围行注射术，产生无菌性炎症，纤维化从而起到止血的作用，二者在治疗上能起到相辅相成的作用，某种程度上大大地减少术后并发症的发生。消痔灵主要含有中药五倍子、明矾，及其他成分三氯叔丁醇及稳定剂等。中药五倍子临床应用较多，主要含有鞣酸，作用是收敛，能够凝固组织蛋白、收缩微小血管，闭塞血管管腔，从而达到止血的作用，因此在套扎组织周围和组织内注射消痔灵能够防止在痔核脱落或被套扎组织脱落时出血。因此在运用套扎器时消痔灵的注射一般在被套扎组织内，或其上、下极才起到硬化作用。另外在固定肛垫作用上，二者也起到相辅相成的作用，消痔灵中明矾致炎性能使组织纤维化，甘油、低分子右旋糖酐有延缓组织吸收并轻度硬化作用，从而使脱垂的肛垫与其上直肠壁肌层粘连固定，防止继续脱垂。另外运用此原理，二者在术式的结合，在临床治疗直肠黏膜内脱垂方面也有一定的效果。最后其所含三氯叔丁醇能止痛防腐，因此能够止痛抑菌，这与套扎器微创的理念也是一致的。使用消痔灵时严格掌握其浓度、剂量和注射部位，不能正确使用是可以出现注射部位黏膜坏死、感染和出血等并发症。如果在套扎后胶圈周围内被注入少量的消痔灵注射液，防止胶圈的滑脱，也可使痔血管闭塞，减少出血，加速痔组织脱落，其基底部及周围黏膜和黏膜下组织被药液炎性粘连固定，固定肛垫。该联合法解决了套扎法脱落组织出血的并发症，也解决了单纯注射内痔时量的难掌控的难题，又加强固定肛垫，自动套扎与消痔灵注射完美结合大大提高了手术的安全性，降低风险，降低手术难度的最佳手术方法。另外从患者角度考虑，也减轻了患者术后肛门疼痛，创缘水肿的概率，也使患者住院时间缩短，术后出血的风险大大降低，是见效快、易接受的术式。

自动痔疮套扎术结合消痔灵注射加外剥术治疗混合痔的优点：①防止痔核脱落出血。无论是结扎还是套扎，被结扎的组织脱落后都有出血的可能，而运用消痔灵注射后脱核出血的危险大大降低。②缩短手术、愈合及住院时间。手术过程中，应用微创套扎器后，回缩的外痔无须处理，避免做切口节约时间，由于胶圈套扎后，加之消痔灵注射后具有明显的收缩痔血管作用，阻断血运效果明显，痔核坏死时间缩短，可缩短住院时间。③减少术后创缘水肿，减轻肛门疼痛。传统混合痔外剥内扎术肛门创缘水肿是常见并发症，主要原因是术中如未彻底剥离静脉曲张性外痔，再加上内痔结扎后或外力因素使肛门术区局部静脉、淋巴回流不畅致组织增大导致水肿和疼痛。而套扎后，因其位置高，位于齿线以上，比较传统结扎齿线处内痔在疼痛方面明显减轻，套扎后的相对应外痔很大方面得到回缩后，避免切口，也就意味着降低避免术后有创缘水肿疼痛的可能性。另外，创缘水肿也与Parks韧带的松弛有关，消痔灵注射法可以将药集中在窦状静脉区及Parks韧带附近，起硬化固定作用，加之套扎器套扎位置较高可提高固定肛垫更加明显，松弛的Parks韧带得到粘连固定，保护Treitz肌（肛垫的网络和支持结构），维持肛垫正常功能，治愈率得到提高，术后创缘外翻水肿机会降低，复发率也明显降低，减少患者痛苦。

综上所述，自动痔疮套扎术结合消痔灵注射加外剥术治疗混合痔在临床应用上二者相辅相成，是传统术式精华与先进微创的良好结合，既可预防痔核脱落时的继发性大出血，又可预防术后术区创缘水肿，某些程度上也能够减少手术时间和愈合时间，能够减少患者的经济负担，减轻患者痛苦，对混合痔的复发率大大降低，是治疗混合痔较好的方法。

结　论

自动痔疮套扎术结合消痔灵注射加外剥术治疗混合痔是微创与传统的结合，是治疗混合痔最好方式的结合，是治疗混合痔的最佳术式之一，具有操作简便、费用低、安全有效、术后出血少、术后创缘水肿少、能够减轻患者肛门疼痛、住院时间短、复发率低、远期疗效理想的优点，是治疗混合痔较好的方法。

RPH结合消痔灵注射治疗直肠前突所致便秘的临床疗效观察

李 兵　指导教师：李师

便秘的定义是粪便秘结不通，在肠道内存留时间过长，排便周期延缓；或周期不长，但大便干结，排出困难；或粪质不硬，虽然自觉存在便意，但排出不顺畅的病症。便秘是肛肠科常见的顽固性疾病，人们对它的危害性往往不够重视，因其很少导致患者住院、死亡。但随着人们生活质量的逐渐改善，求治便秘的患者数量也随之逐渐提高。直肠前突（rectocele，RC），作为一种出口梗阻型便秘，又被称作直肠前膨出，多见于分娩产伤、强力久蹲久排、饮食不节等病因的女性成年患者，具体临床表现为薄弱的直肠前壁黏膜形成袋状向阴道方向突出，造成患者排便时，有粪便存入袋内，故排空受限，肛门下坠感明显，便意持续，痛苦不堪。

RPH（自动痔疮套扎术）原本应用于Ⅱ、Ⅲ期内痔的治疗，而消痔灵注射应用则更为广泛，可应用于内痔、直肠黏膜内脱垂等疾病的手术治疗中，但导师李师教授在多年的临床实践中将二者改良应用于直肠前突的手术方案中，即RPH结合消痔灵注射治疗直肠前突的手术方式，其应用机制源于RPH结合消痔灵注射可以修复直肠黏膜下层薄弱区，达到重建直肠阴道隔的目的，进而改善临床上患者的便秘症状。为了明确本术式的安全性和具体临床疗效，将2014年3—11月期间于辽宁中医药大学附属第三医院（辽宁省肛肠医院）住院的60例中度及中度以上的直肠前突所致便秘的女性患者随机分为两组，其中30例患者通过该术式进行手术治疗，其余30例患者通过直肠前突经直肠闭式修补术（Block术）治疗，现笔者回顾分析60例患者的临床资料，具体如下：

1.临床资料

1.1 研究对象：选取2014年3—11月期间于辽宁中医药大学附属第三医院（辽宁省肛肠医院）住院的60例女性患者，临床诊断为中度及中度以上直肠前突，并存在明显的便秘症状。

1.2 诊断标准：根据1999年中华医学会外科学分会肛肠外科学组山东会议拟定的《便秘诊断暂行标准》中，关于直肠前突的诊断标准：

（1）症状：肛门处存在梗阻感，大便排出困难，有排便不尽感，肛门及会阴部存在坠胀、疼痛。以手指插入阴道，挤压阴道后壁方能使得粪便排出，为直肠前突特有的症状。

（2）指诊：位于肛管上端的直肠前壁，可触及一卵圆形或圆形的向阴道突出的薄弱区。嘱患者增加腹压或用力排粪时，该突出更加明显。

（3）排粪造影：患者排便或者增加腹压时，薄弱的直肠前壁向阴道方向突出，该部位的直肠阴道隔被推移变形，形成边缘光滑的囊袋状（或鹅头角状、土丘状），造成钡剂难以通过肛管。

根据直肠前突在排粪造影时向阴道方向突出的具体深度，可将其分为3度：0.6～1.5cm为轻度，1.6～3.0cm为中度，3.0cm以上为重度。

具备以上3项所述的具体内容，即可明确直肠前突的临床诊断。

1.3 纳入标准：①年龄30～70岁，女性患者。②符合《便秘诊断暂行标准》中的中度及中度以上的直肠前突的诊断标准及临床表现。③经过6个月及以上非手术保守治疗后症状无明显改善的患者（即病程大于6个月的患者）。④患者身体无其他重大内科疾病，如心脑血管病、糖尿病、肿瘤等。⑤签署手术知情同意书。

1.4 排除标准：①年龄不在30～70岁的患者。②病程短于6个月的患者。③近期已经接受过相关手术治疗的患者。④妊娠期和哺乳期的患者。⑤过敏性体质的患者。⑥患精神类疾病的患者。⑦存在其他心脑血管、糖尿病、肿瘤等重大内科基础疾病的患者。⑧传染病患者，如艾滋病、病毒性肝炎等。⑨因为各种理由不能配合治疗的患者。⑩不符合直肠前突诊断标准的患者。同时接受其他临床试验的患者。

1.5 研究方法：将符合诊断及纳入标准的60例患者按随机数字表随机分入治疗组和对照组，各囊括30例患者。治疗组予以RPH结合消痔灵注射联合治疗的手术方法治疗直肠前突；对照组予以直肠前突经直肠闭式修补术（Block术）治疗直肠前突。

观察、分析两组患者术后症状改善情况、疼痛程度（VAS评分）、术中出血、术后感染、术后出血、肛门功能、出院时间等指标。

2. 治疗方法

2.1 治疗组（RPH结合消痔灵注射手术治疗组）：

（1）术前准备。①完善患者术前常规检查：心电图、胸部正侧位片、肝胆脾彩超、血常规、血型，生化、凝血、艾滋病、梅毒、肝炎检查、尿常规，已明确无明显手术禁忌证。②麻醉师检查患者，明确无明显麻醉风险后，交代麻醉相关事项并签署麻醉同意书。③向患者及家属交代病情、手术方式以及相关手术风险、并发症等事项，注意和患者的沟通，因便秘患者多有抑郁情绪，尽量舒缓患者的紧张心理，使手术在轻松、科学的态度中有序进行。④手术当日术前禁食、禁水，术前2h予甘油110mL注肛，保证直肠、肛管清洁。进手术室前10min左右，嘱患者排空小便，以降低患者术后尿潴留风险。⑤术前30min予地西泮注射液10mg肌注，以帮助患者镇静安神，缓解紧张心理情绪。

（2）手术步骤。①患者采取骶管麻醉，麻醉成功后，取膀胱截石位，固定双腿，术区常规消毒，铺巾。②手术方法：以碘伏棉球消毒阴道，并再次消毒术区，手法扩肛，以分叶镜查看直肠前突的位置。取出自动痔疮套扎器（CG-TZQ-A5）并连接好负压吸引器，确定无故障后，妥善放置备用。将消痔灵注射液〔吉林省集安益盛药业股份有限公司（批号20140101）〕10mL加等量1%利多卡因配制成1∶1溶液备用。助手将一次性肛门镜纳入肛内，充分暴露直肠下段，术者右手持套扎器经肛门镜纳入肛内，左手食指置于阴道内，以指尖抵住前突部位做引导，使套扎器枪管对准膀胱截石位12点距离齿线2～3cm的直肠黏膜处，开启负压吸引器，套扎目标被负压作用吸入枪管内，负压数值达到0.08～0.10kPa时，旋转手柄前端齿轮1周，释放胶圈，关闭负压吸引器，暴露被套扎组织，退出枪管，以1mL注射器抽取1∶1消痔灵溶液注射于套扎组织内，使其充盈饱满、表面颜色些许发白为宜，注射量为0.6～1.0mL。在第1个胶圈之上，可根据前突程度，酌情再选取2～3个套扎目标，并使之排列成一直线或以第一套扎点为顶点的倒三角形，具体操作方法同前。③套扎、注射结束，检查无活动性出血后，重新消毒，以裹有适量止血灌肠散的凡士林纱条嵌入肛内，无菌纱布塔形包扎，丁字带固定，术毕。

（3）术后处置：予单侧耳穴压籽治疗、醋氯芬酸肠溶胶囊2粒必要时口服，以达到止痛作用；予半流食3d，控制进食量，防止手术当日排便，3d后予普食；二级护理，监测患者血压、心率、体温等生命体征；患者每日换药2次，以防止术后感染；术后第1天开始，连续应用3d抗生素预防感染（根据病情轻重可适当调整抗生素应用时间、种类和剂量等）；嘱患者保证充足睡眠，尽量放松心态，保持愉悦心情，使大便通畅（必要时可予润肠通便中药口服，或以甘油注肛）。

（4）注意事项。①使用负压吸引器时，负压值不应超过0.10kPa；负压吸引的时间不宜过短或者过长，以免造成被套扎组织吸引不充分或者吸引过度。②注射消痔灵所用注射器的针头不宜过粗，以免造成注射后针孔部位出血。③进针时不应有明显抵抗感，以免穿过胶圈，刺入肌层，造成正常肌肉组织坏死过多，形成直肠阴道瘘等严重并发症。④注射消痔灵时，药液不宜过少，以免坏死不彻底；药液不宜过多，以免外溢肠道，引起正常组织坏死。⑤注射消痔灵时，针头勿向各方乱刺，以免损伤过多套扎组织内血管，造成出血。⑥注射消痔灵不要在某一固定部位注射过多，要均匀分布，注射后要反复揉按注射部位，否则会引起硬结坏死。⑦同内痔脱核期类似，处于该时期的患者应减少增加负压的剧烈运动，如猛力排便，突然起身、弯腰等。

2.2 对照组[经直肠闭式修补术（Block术）治疗组]:

（1）术前准备：同治疗组。

（2）手术步骤。①患者采取的麻醉方式、手术体位、消毒和铺巾均同治疗组。②手术方法：以碘伏棉球消毒阴道，并再次消毒术区，手法扩肛，以分叶镜查看直肠前突的位置。助手手持分叶镜纳入肛内，充分暴露直肠前壁的术区部位，术者以伸入阴道内的左手食指指尖为引导，将直肠阴道隔向直肠方向推压，按直肠前突的大小，以型号适宜的弯止血钳钳夹前位直肠黏膜，钳夹下缘约平行于齿线处或略上，再以2.0可吸收线自下而上连续纵行锁扣缝合直肠黏膜层、黏膜下层以及部分肌层，修补原本缺损的直肠阴道隔，至耻骨联合处为止。注意保持上窄下宽的缝合方式，以避免因缝合而形成黏膜瓣，愈合后形成瘢痕，进而影响大便的顺利排出。同时阴道内做引导的左手需注意防止缝针穿过直肠阴道隔刺入阴道内。缝合结束后，以适度的力道收紧缝线，松紧适宜后，完成打结固定。③手术后处理同治疗组。

（3）术后处置：同治疗组。

3. 观察指标和评定标准

3.1 术后症状改善情况：患者术后症状改善情况通过便秘症状的改善进行评定，采取出口梗阻型便秘专用评分系统进行评价，见表1。评分高低的具体获得方法为：评分较术前下降14分以上为显著改善，下降7～14分为明显改善，下降不足7分为无明显改善；其中，基本正常为0分，最严重为28分。

表1　出口梗阻型便秘评分表

	0分	1分	2分	3分	4分
每次排便时间（min）	≤5	6～10	11～20	21～30	＞30
每日尝试排便次数	1	2	3～4	5～6	＞6
手指经阴道或肛门以协助排便	无	1次/月～1次/周	1次/周	2～3次/周	每次
使用泻药	无	1次/月～1次/周	1次/周	2～3次/周	每日
灌肠	无	1次/月～1次/周	1次/周	2～3次/周	每日
排便不尽感	无	1次/月～1次/周	1次/周	2～3次/周	每次
排便费力感	无	＜25%	＜50%	＜75%	每次

3.2 术后疼痛程度（VAS评分）：笔者通过视觉模拟评分法（visual analogue scale，VAS）获得具体的疼痛数据，比较后得出结论，进行术后疼痛程度的评价。疼痛评价的过程中，医护人员采用一条长度为10cm的疼痛评价标尺，直尺的两端标有0~10的数值标示，数值0表示疼痛程度为无痛，随着数值的越大，说明疼痛的程度越剧烈；数值10则代

表患者为难以忍受的剧烈疼痛。将标尺水平或垂直位置安放妥当后，医护人员根据患者在标尺上自主标示出的位置，读取出相应的数值，这个数值则代表患者自身感觉到的疼痛程度。该方法在临床应用中方便可行，获得数据相对客观真实。

对于治疗组和对照组的所有患者，分别获取他们在术后2h、4h、6h、12h、1d、3d、7d的VAS评分，进而比较两组患者术后疼痛程度的差异。

对于疼痛程度的分级以及获取的相应VAS评分，参照第七次全国肛肠学术会议上对疼痛程度评定的讨论标准进行评定，具体如下：①术区创面没有疼痛的感觉，排便以及换药时无明显的疼痛感觉（0＜VAS＜2分）。②术区创面基本没有痛觉，排便以及换药时稍有不适感（2≤VAS≤4分）。③术区创面有明显疼痛感，排便以及换药时疼痛感觉更为剧烈，甚至需要口服或者肌肉注射镇痛药进行止痛（4＜VAS≤8分）[注：本研究中采用的口服镇痛药为醋氯芬酸肠溶胶囊（分可靖）；采用的肌注镇痛药为盐酸布桂嗪注射液（强痛定）]。

3.3 术中出血：术中出血是肛肠科手术中常见的情况，由于出血的部位特殊，出血可逆流进入肠腔，而且纱布擦拭创面上的血迹亦难以准确计算，故本研究所采取的术中出血量数值为手术医师通过临床经验进行判断后粗略估算得出的，拟定出血量大于30mL为存在术中出血，虽然未达到精确无误的程度，但仍具有普遍代表性和科学价值。

3.4 术后并发症（术后感染、术后出血、肛门功能）：本研究所考虑的术后并发症具体包括：术后感染、术后出血以及肛门功能的优良。

其中，术后感染通过术后第4天复查血常规后，观察相关感染指标进行判定；术后出血通过术后观察术区敷料以及术后第一次换药时观察创面获得，如有出血，则通过主治医师的临床经验进行合理估算，拟定出血量大于30mL为存在术后出血；肛门功能的判定则依赖统计术后患者是否存在直肠阴道瘘以及是否存在肛门失禁进行评价。

3.5 出院时间：分别对治疗组和对照组患者的住院日数进行统计、比较。出院标准具体规定如下：①患者临床便秘症状基本消失。②肛门指检：患者膝胸位，肛门指诊时食指纳肛顺利、畅通，无明显勒指感，术区创面愈合良好，肛内6cm未触及明显硬性肿物，手指退出时未见指套染血。③肛门镜检查：术区创面未见异常组织，愈合良好。④患者术后排粪造影显示直肠前突的影像学症状消失。

4. 统计学处理

我们采用SPSS 17.0统计学软件对相关数据进行统计学处理，计数的资料采取χ^2检验，计量的资料采取t检验，$P<0.05$则表示具有统计学意义。

结果和分析

1. 两组均衡性比较

经统计学软件检验后，两组患者在年龄分布情况上无明显差异（$P>0.05$），两组患者在直肠前突程度上无明显差异，两组患者在病程长短上无明显差异，可以继续本研究，见表2、表3、表4。

表2 两组患者年龄分布比较

组别	年龄（岁）				合计（例）
	30 ~ 40	40 ~ 50	50 ~ 60	60 ~ 70	
治疗组	6	9	7	8	30
对照组	6	10	6	8	30

表3 两组患者直肠前突程度比较

组别	中度（1.6 ~ 3.0cm）	重度（> 3.0cm）	合计（例）
治疗组	22	8	30
对照组	20	10	30

表4 两组患者病程比较

组别	0.5 ~ 1 年	1 ~ 2 年	> 2 年	合计（例）
治疗组	7	21	2	30
对照组	6	20	4	30

2. 结果

经过统计学软件检验后，两组患者术后便秘症状改善情况无明显统计学意义（$P>0.05$），见表5。

根据结果分析可知，RPH结合消痔灵注射的手术方法与直肠前突经直肠闭式修补术（Block术）在术后便秘症状的改善情况上无明显差异，两种术式在临床上的治疗效果均比较理想。

经过统计学软件检验后，两组患者在术后2h、4h、6h、12h、1d、3d、7d的疼痛VAS评分值比较结果$P<0.05$，说明两组患者存在明显的术后疼痛程度差异，结果具有统计学意义，见表6。

根据结果分析可知，可以发现治疗组的疼痛程度较对照组轻微，RPH结合消痔灵注射联合治疗的手术方法可明显减轻患者的术后疼痛。

经过统计学软件检验后，两组患者术中出血人数的比较结果$P<0.05$，说明两组患者在术中出血上存在明显差别，结果具有统计学意义，见表7。

根据结果分析可知，治疗组的术中出血人数明显少于对照组，说明RPH结合消痔灵注射的手术方法可明显减少患者的术中出血。

经过统计学软件检验后，$P > 0.05$，无明显统计学意义，见表8。

根据结果分析可知，RPH结合消痔灵注射的手术方法与直肠前突经直肠闭式修补术（Block术）均未出现严重的术后并发症，如直肠阴道瘘、肛门失禁等。

经过统计学软件检验后，$P < 0.05$，说明两组患者在住院时间上存在明显差别，结果具有统计学意义，见表9。

根据结果分析可知，可以发现治疗组的住院时间较对照组明显缩短，RPH结合消痔灵注射的手术方法可明显缩短患者的住院时间。

表5　两组患者术后便秘症状改善情况（例）

组别	显著改善	明显改善	无明显改善	合计
治疗组	24	5	1	30
对照组	22	6	2	30

表6　两组患者术后各时点疼痛VAS评分值比较（$\bar{x} \pm s$，分）

组别	2h	4h	6h	12h	1d	3d	7d
治疗组	1.34 ± 0.24	1.43 ± 0.33	1.52 ± 0.30	2.54 ± 0.45	2.66 ± 0.42	1.78 ± 0.37	1.82 ± 0.44
对照组	5.98 ± 0.50	7.24 ± 0.55	6.80 ± 0.63	6.23 ± 0.45	5.93 ± 0.46	5.45 ± 0.38	5.78 ± 0.43

表7　两组患者术中出血人数（例）

组别	出血人数（出血量 > 30mL）
治疗组	0
对照组	25

表8　两组患者的术后并发症情况比较（例）

组别	术后感染	术后出血	肛门功能	
			直肠阴道瘘	肛门失禁
治疗组	1	1	0	0
对照组	0	2	0	0

表9　两组患者住院时间比较（$\bar{x} \pm s$，d）

组别	住院时间
治疗组	7.26 ± 1.54
对照组	13.68 ± 2.06

讨　论

随着当今社会生活节奏的逐渐加快，人们生活规律变得越发混乱，越来越多的年轻人出现了便秘症状，便秘不再是老年人的专利。便秘症状多种多样，大便艰涩、努挣难出、小腹胀满不舒等，令患者苦不堪言。便秘的病因多种多样，本次临床研究致力于合理解读并有效解决导致中老年女性患者便秘因素中比较棘手的直肠前突。

直肠前突源于直肠阴道隔薄弱缺损，每遇用力排便时导致粪便存留在前突的囊袋中，导致大便排出不畅，形成的一种顽固性的出口梗阻型便秘。导致直肠阴道隔薄弱的因素大致可归纳为：不良的排便习惯、先天的发育缺陷、分娩时造成的副损伤（尤其是多胞胎、体型巨大婴儿或巨颅儿等）、结缔组织的退行性改变等。每当用力排便时，变薄的直肠阴道隔在粪便的挤压作用下形成囊袋状向阴道方向扩张，进而使粪便难以排出，滞留于囊袋内。

对于各种保守方法治疗无效的中度及以上的直肠前突应首选手术治疗。手术原则为：选取临床疗效确切，不良反应少，对患者肛门功能影响小的术式。手术方法分为三大类：经直肠内修补法、经会阴修补法和经阴道修补法。其中经典的经肛门内修补法又分为：经直肠闭式修补术（Block术）、Sehapayak术和Khubchandani术。而在临床治疗中以经直肠闭式修补术（Block术）应用最为广泛，但术式本身存在疼痛剧烈、出血风险大等诸多缺点，这就要求我们必须积极探索新的手术方式以满足广大患者的临床诉求。

自动痔疮套扎术（RPH）在临床实践中主要用于Ⅱ、Ⅲ期内痔的治疗，消痔灵注射疗法的应用更为广泛，可应用于内痔、直肠黏膜内脱垂等疾病的手术治疗。导师李师教授在手术治疗直肠前突时，将RPH和消痔灵注射结合应用，收到了意想不到的临床疗效。具体应用机制为：RPH结合消痔灵注射治疗直肠前突时，被套扎的多余前突组织在消痔灵注射液的硬化作用下缺血、坏死、脱落，术后形成的纤维化手术瘢痕可以起到收紧直肠前壁的作用，最终达到修复薄弱直肠阴道隔的目的，恢复女性患者直肠阴道隔的正常解剖结构，从而收获比较理想的临床疗效。

自动痔疮套扎术（RPH）所用的胶圈具有高强度、高韧性、粗细均匀合适等特点，套扎异常组织时，产生有效勒割作用的同时不会产生刀割样的剧烈疼痛，同时在消痔灵的作用下，组织坏死速度加快，二者协同使得术后疼痛的产生概率明显降低，而且也缩短了疼痛持续的时间。另外，利用胶圈进行套扎避免了对术区组织的直接切割，并且消痔灵注射液可在一定程度上收缩术区局部的毛细血管，两者共用，使RPH结合消痔灵注射治疗直肠前突的术中出血和术后出血的风险明显减少。消痔灵注射液可使套扎组织硬化坏死，产生无菌炎症，加之术后常规应用抗生素予以中药换药等措施预防感染，使得RPH结合消痔灵注射联合治疗的手术方法的术后感染概率明显降低。消痔灵注射液的致炎坏死作用加之胶圈的强力勒割作用，二者联合大大加速了套扎组织的脱落速度，进而明显缩短了患者的住院时间。尽管RPH结合消痔灵注射联合治疗的手术方法拥有诸多的优点，但仍存在一定的缺点，需要术者、医护人员在临床实践中留意，并尽量规避，如RPH所用胶圈易提早脱落，RPH所用自动套扎器费用问题，消痔灵注射时的坏死作用太过、坏死面积太大，被套扎的病理组织体积过于庞大致使术后不易坏死、脱落等。

总的来说，采用RPH结合消痔灵注射治疗直肠前突所致便秘的安全系数值得肯定，临床疗效比较满意，可以使女性便秘患者的临床症状得到明显改善，显著减轻患者的术后疼痛感觉，减少患者术中出血的风险，缩短患者的住院时间，且未出现明显的术后并发症。

RPH结合消痔灵注射治疗直肠前突的手术方法安全易行，临床疗效确切，值得临床实践中广泛应用。

结　论

经过本临床研究，可以得出以下结论：

（1）RPH结合消痔灵注射联合治疗的手术方法可明显改善直肠前突所致便秘的临床症状。

（2）RPH结合消痔灵注射联合治疗的手术方法可明显减轻患者的术后疼痛。

（3）RPH结合消痔灵注射联合治疗的手术方法可明显减少患者的术中出血。

（4）RPH结合消痔灵注射联合治疗的手术方法与直肠前突经直肠闭式修补术（Block术）均未出现明显的术后并发症。

（5）RPH结合消痔灵注射联合治疗的手术方法可明显缩短患者的住院时间。

李师教授一次性治疗肛周脓肿的经验撷要

彭俞俞　指导教师：李师

肛周脓肿，全称为肛门直肠周围脓肿，中医称之为肛痈，是指肛管直肠周围软组织内或其周围间隙急性化脓性感染而导致脓肿的产生。现代医学认为绝大多数肛周脓肿是因肛隐窝感染化脓，扩散到肛门直肠周围而形成，本病在肛肠疾病中较为常见，并且比较急和重，应当早期治疗，病情拖延或治疗不当会导致肛瘘的形成，如果脓肿迅速扩散加重，轻则手术的难度加大，手术创面的加深，重则可能导致全身炎症反应而使病情加重。此外，肛周脓肿发病原因很多，中医认为火毒蕴结大肠，郁而不得发是其主要的发病机制，手术治愈后采用清热泻火、解郁排脓的方剂，如黄连解毒汤加大黄牡丹汤，使蕴结在大肠的毒邪清泄而解，这样从根本上杜绝肛周脓肿的复发。在传统的肛周脓肿的治疗中，都是采用的肛周脓肿切开术，脓液排尽形成肛瘘后再进行第二次手术，首先在治疗上走了很多弯路，其次在防止肛周脓肿复发的没有任何方法，约95%以上后来形成肛瘘，需二次手术治疗，这样会给患者带来第二次痛苦和更大的精神以及经济负担。因此探索一次性根治肛周脓肿和积极有效防止其复发的理论研究迫在眉睫。恩师归纳总结出的一次性根治肛周脓肿和有效防止复发的理论，进而指导肛周脓肿一次性根治，避免肛周脓肿形成肛瘘后所需的二次手术，达到缩短病程，避免复发。本人于2013年3月跟随导师出诊学习至今，进一步深入地了解了肛周脓肿的治疗，受益颇深，也深刻地领悟到了恩师一次性治疗肛周脓肿并防止其复发的理论，现将经验总结如下。

经验论述

鉴于肛周脓肿较高的发病率和病情发展的迅速性以及其治疗方法多样性，因此在临床上都把其治疗当作成难点和重点。李师教授致力于肛肠病特别是肛周脓肿的临床治疗和研究已有30余年，对各种肛肠病疑难杂症都造诣颇深，特别是在一次性治疗肛周脓肿并有效地防止其复发方面形成了自己成熟的理论体系，并在指导临床治疗中行之有效，屡试不爽。

1.历史源流

肛门直肠周围脓肿，中医称之为肛痈，古代常称之为“悬痈”“跨马痈”“脏毒”“坐马痈”，《灵枢·痈疽》曰：“痈疽发于尻，名曰锐疽，其状赤坚大。”这是肛周脓肿在文献中最早出现的一次。《外科精要》有云：“谷道前后生痈，谓之悬痈。”《医宗金鉴》曰：“坐马痈在民尾高骨尖略上，下马痈右臀之下褶纹中，上马痈在左臀之下褶纹中。涌泉疽生于尻骨之前，肛门之后。”而“悬痈”“脏毒”则距肛门较近。如《疮疡经验全书》记载曰：“脏毒者，生于大肠尽处肛门是也。”

尽管在漫长的历史中，肛周脓肿的认知和发病机制有长远的发展，但至今国内尚无明确的一次性根治肛周脓肿的指导思想，李师教授认为肛周脓肿的研究主要在中医和西医两方面上。在中医方面，恩师认为肛周脓肿的病机是火毒蕴结大肠，郁而不得发，运用清热泻火、解郁排脓的中医辨证论治方法，使在初期的脓肿清解宣泄，直接从根本上治疗肛周脓肿；在西医方面，内口在根治肛周脓肿方面至关重要，恩师总结出确定肛周脓肿内口位置的指导思想，即肛周脓肿的范围侵袭到肛门的前位或后位，则内口就在肛门前位或后位的肛隐窝处（若侵袭到前后位，内口就在前后位），若脓肿不侵袭到前位或后位，其内口就在脓肿感染中心同侧对应的肛隐窝处。在临床实践中通过三维彩超确定脓肿的范围和走行，通过指导思想明确内口的位置，并采用切开挂线术处理内口，从而避免了因错误治疗而需要第二次手术。

2.病因病机

恩师在临床中也是通过中西医两方面来认识肛周脓肿的病因病机。

2.1 中医病因病机：

（1）多食肥甘厚味或者过于辛辣的食物，饮酒无度，导致湿热蕴结大肠而发痈。如《外科正宗》云：“夫脏毒者，醇酒厚味，勤劳辛苦，蕴毒流注肛门，结成肿块。”《素问·至真要大论》云：“膏粱之变，足生大丁。”

（2）或因久病体虚，脾胃气虚，湿邪不化，郁而生热，最终导致湿热蕴结大肠而成痈，正如《河间医学六书》所云：“风热不散，骨气流溢，传于下部，故令肛门肿满，结如梅李核，甚者及变而为瘘也，”表明湿热为患。又如《外科正宗·脏毒论》曰：“又有虚劳久嗽，痰火结肿肛门如粟者，破必成漏。”

2.2 西医病因病机：

（1）激素分泌异常。主要是与性激素有关，性激素的分泌直接影响着肛腺的生长，在新生儿特别是2个月到1岁的男幼儿雄性激素分泌过多，肛腺生长迅速，此时如果小儿大便稀溏，则极易感染而诱发肛周脓肿。反之，当人进入老年以后，雄性激素分泌急速减少，肛腺也随之萎缩，故肛腺感染的概率急剧减少，因此老年人患肛周脓肿的概率较低。因此肛周脓肿好发于20～40岁的青壮年。

（2）大便稀溏或秘结。大便稀溏时，会有部分粪便滞留于肛隐窝处，导致肛隐窝感染而引起肛周脓肿；大便秘结时，干燥的粪便极易划伤肛管而使肛门直肠静脉壁抵抗力下降，从而易引起感染而导致肛周脓肿。这个也很容易发生在小儿上，因为婴幼儿肛管直肠未发育成熟，长度较正常人短小且皮肤极其脆弱，更容易受到伤害而感染。

（3）医源性感染。痔疮及其他肛肠疾病的手术不当或刀口过大，可间接引起肛隐窝感染而形成脓肿。楚延春等认为因为医源性感染导致的肛周脓肿比较少见。

（4）肛门异常受伤。肛管直肠被异物所伤，导致肛管直肠免疫力低下，轻者形成肛裂，重则因感染而形成肛周脓肿。

（5）门静脉压力升高。肝硬化时期最主要的临床表现就是门静脉压力增高，在很大程度上直接导致直肠静脉的血液回流受阻而淋巴回流同时受到阻碍，与此同时肛门局部免疫力低下，极易因感染而形成脓肿。

（6）腹内压力增高。患者可能因长期打喷嚏或咳嗽、暴饮暴食、泄泻次数过多、腹腔内过大的肿瘤或者上厕所时间过长等原因，都可形成腹内高压而阻碍静脉血液回流，从而导致肛周脓肿。

3. 经验总结

在临床上治疗肛周脓肿的方法各异，但收效大都不尽人意，恩师经过30余年的临床治疗和研究，总结出一套行之有效的治疗方法，即手术疗法。肛周脓肿术式总的来说可以分为两种：肛周脓肿一次性切开术和肛周脓肿一次性切开挂线术，前者切开后脓液排尽后，形成肛瘘，需进行第二次手术，这样患者遭受的病痛更多，病程的时间也更长，临床上较为普遍。恩师致力于一次性根治肛周脓肿的研究，在长达30余年的临床工作中，总结出一套完整的一次性根治肛周脓肿的术式，以此来缩短病程，减少病痛，患者满意度极度提高。

3.1 中医辨证论治：

（1）脓肿初期，肛门周围肿胀不适，但疼痛不显，触之没有波动感，脓肿尚未形成，此为火热壅盛、郁结在大肠而成，方用黄连解毒汤和凉膈散，以清热解毒，泻火通便，达到清泄上焦火毒，也使过多的火毒从大便而解。若热毒在血分，可与凉血药配合应用，犀角地黄丸，以清心凉血，解毒散瘀，使蕴结在大肠的火毒热邪分解开泄；挟湿者，可与清湿热的方剂配合应用，如黄连解毒汤加二妙散，以清下焦湿热，黄柏乃清下焦湿热要药，尤其善清大肠之湿热，合黄连、黄芩共清三焦之热，以此来调整热盛的体质，此乃预防肛周脓肿于根本。

（2）肛周脓肿术后，通过一次性肛周脓肿切开挂线术，成功处理掉了感染的肛隐窝，但此时脓液尚未排泄干净，肿大的肛门直肠周围间隙尚未消肿，此属于热毒瘀血瘀结于肛周，遵循“齐下者，引而竭之”的中医治疗理论，方用大黄牡丹汤加减，其中大黄为苦寒通便活血，合用牡丹皮活血化瘀而散瘀肿，为治疗痈肿疔疮之要药；薏苡仁和桃仁亦能化瘀排脓，合用能起到邪热逐瘀，排脓止痛的作用，与挂线疗法合用，相得益彰，更能促进脓肿早日恢复。

（3）肛周脓肿痊愈后，根据中医辨证论治，肛周脓肿主要是火热壅盛、郁结于大肠而成，术后治愈后，患者也可能因为感染或者因此预防肛周脓肿的发生，为了防止脓肿复发，就得调理火毒亢盛的体质，方用芍药汤和左金丸加减，芍药能缓急止痛，清热养阴；大黄化瘀通便，能消壅结在大肠的郁热；木香为理气要药，善能调理脾胃肠道；当归善能活血定痛，化瘀生肌，故能消脓肿。左金丸辛开苦降，黄连善泄胃，胃火得清，肠热迎刃而解，这样可从根本上防止肛周脓肿的复发。

3.2 手术治疗：即肛周脓肿的范围侵袭到肛门的前位或后位，则内口就在肛门前位或后位的肛隐窝处（若脓肿侵袭到前位及后位，则有两个内口，分别在前位及后位肛隐窝处），若脓肿不侵袭到前位或后位，其内口就在脓肿感染中心同侧对应的肛隐窝处。运用肛周脓肿一次性切开挂肛周脓肿早期应用中医辨证论治治疗无效后，脓肿刚刚形成，应急早进行手术治疗，肛周脓肿的术式有很多，术后形成肛瘘的概率也非常大，恩师致力于一次性根治肛周脓肿30余年，扩展了经典的索罗门定律，能有效地防止因形成肛瘘而导致的第二次手术。在概述一次性肛周脓肿切开挂线术之前，我们先讲讲挂线疗法的历史渊源和优势。王业皇等也成功地总结了丁泽民用挂线疗法治疗复杂性脓肿和肛瘘的经验。挂线疗法自古就有，之所以传播广泛是因为其能更好地保护好肛门括约肌和肛门功能。李文利利用挂线疗法结合中药熏洗能很大程度上缓解患者术后疼痛以及保护括约肌免受多余的损伤。首载于明代的《古今医统大全》，术中详细记载了挂线疗法的具体操作方法，并对疗效进行了观察。

（1）首先对患者进行术前检查：血细胞分析、尿常规、血凝、生化检查、心电图、肝胆脾胰三维彩超。肛周三维彩超等，以及HIV、Trust等相关必要检查，每项检查都合格后，进行术前备皮，方便顺畅手术。必要时对患者进行肠道清洁，以甘油灌肠剂110mL灌肠1次，如果患者仍感到大便未排尽，可再次灌肠。在术前给患者行地西泮注射液15mg肌肉注射以镇静安神。

（2）对患者一般采取骶管下麻醉，必要时配合局部麻醉；对待孕妇儿等特殊人群或者脓肿比较浅时可采取局麻。

（3）一次性肛周脓肿切开挂线术具体的手术方案。运用三维彩超检查确定脓肿范围和走行，根据新的指导思想，即肛周脓肿的范围侵袭到肛门的前位或后位，则内口就在肛门前位或后位的肛隐窝处（如果肛周脓肿侵袭到前位及后位，则有两个内口，分别在前位及后位肛隐窝处），若肛周脓肿不侵袭到前位或后位，其内口就在脓肿感染中心同侧对应的肛隐窝处，确定内口位置。

（4）骶管麻醉成功后，患者取截石位，根据指导思想确定内口位置，如单纯性脓肿，于内口对应的肛外脓肿中心至肛缘行放射状切口，用止血钳钝性分离皮下组织，充分破坏脓腔，引出浓汁，双氧水、盐水冲洗脓腔。于脓腔切口处持球头探针向肛内探入，从确定的内口位置处探出，引入橡皮筋，两端合拢，松紧适宜后，结扎固定。修建创缘，使之成梭形状；如脓腔范围大的单纯性脓肿或合并脓肿于脓腔向四周侵及的边缘行1个至数个开窗，并使各开窗切口充分相通，切口之间置入胶膜条以利引流，如有合并其他肛周疾病，如痔疮等，可一并处理。查无活动性出血后，重新消毒，凡士林纱条嵌入创口，塔形纱布填压创面，丁字带固定。术毕，送返病房。其次，还要仔细给患者介绍术后可能出现的并发症以及处理方法，并向患者及家属详细介绍病情以帮患者减少陌生感和畏惧感，这样能增加医患之间的亲近感和降低患者的抵触感，这样不论在治疗上还是心理上，患者都能更快更大程度地恢复。

（5）术后常规静点头孢地嗪等常规抗生素，以防止术后感染。3d后复查血常规，血象正常后，可停用抗生素静点，根据病情可改为口服抗生素。术后予硝矾散剂熏洗，每日2次，取硝矾散40g于盆内，用适量开水浸泡，先熏洗后坐浴保持肛门部清洁和防止伤口感染。每日换药时，予肛泰栓1枚和肛泰软膏适量肛入，每日2次，创面换药以凡士林纱条引流，每日2次，凡士林纱条必须伸至脓腔的根部，以保持引流通畅，如果脓液流出排除甚多，可以频繁更换干净的纱条，这是脓肿快速痊愈的关键所在。肛周脓肿快痊愈时，可行肛门直肠测压，检查肛门功能是否恢复正常。

（6）术后3～4d可予适度紧套，确保橡皮套保持一定的紧张度，以更好地发挥挂线疗法“以线带刀”的作用。

4. 中医药在肛周脓肿术后的应用

肛周脓肿的成因是因为肛隐窝感染导致，手术治疗是解决内口的可靠方法，而肛周脓肿创面都比较大而深，单纯的抗炎治疗无法保证脓肿的快速痊愈，因此中西医结合治疗肛周脓肿是行之有效的方法，中药口服或外用，可起到很好的扶正祛邪的作用。

4.1 配合清热解毒，凉血排脓方药：肛周脓肿术后运用清热解毒，凉血排脓之方，方药如下：仙方活命饮加减（贝母6g，皂角12g，丹参6g，蒲公英9g，黄柏4g，生地6g，赤芍8g，穿山甲10g，当归尾6g，白芷6g，甘草6g，天花粉6g，乳香6g，没药6g，金银花32g，陈皮12g）；胡连肛痈汤（黄连16g，紫花地丁10g，石膏6g，地榆8g，金银花20g，甘草6g），合用能起到清热解毒，消痈排脓，去腐生肌的奇效。肛周脓肿初期，火毒亢盛，脓成不溃，石膏和黄连能清三焦火毒，使火毒从大肠清解出去。脓肿术后，当归和穿山甲又能活血化瘀，消肿散结，逐瘀排脓，能加速浓液的排出，又能促进坏死组织脱落和新鲜肉芽的生长，加快创面的愈合。运用黄连解毒汤口服治疗肛周脓肿术后患者热毒壅盛的症状也屡屡收到奇效。

4.2 配合清利湿热，排脓之痛方药：部分患者脾湿下注大肠，湿邪不解，郁而化热，热伤血络，淤血与湿邪相结，壅滞大肠，进而导致湿邪更胜，形成恶性循环，中医本着治病求本的原则，此时得从根本上祛除湿邪，方用清热利湿，排脓止痛之法。口服甘露消毒丹加味（滑石8g，射干5g，木通12g，石菖蒲8g，藿香12g，连翘9g，茵陈8g，黄芪8g，贝母14g，白豆蔻12g）以清热利湿化浊，少腹逐瘀汤加减（小茴香12g，赤芍6g，当归12g，川芎14g，蒲黄10g，干姜10g，肉桂8g，延胡索6g，没药8g，五灵脂4g），合用以消肿止痛，解毒排脓。其次肛周脓肿术后，脓液及从创面渗出的血液附在肛门周围，极易引起肛周湿疹，而清热利湿方药的运用能很好地解决这个问题。

5. 预防复发

肛周脓肿是肛隐窝感染所致，在肛肠疾病中较为常见，致病因素也较多，这里就不再赘述。因此要防止其复发，以免给患者再次带来痛苦，术后应注意以下几点。

（1）换药时要消毒彻底至脓肿根部，一是为了快速恢复，二是为了防止复发。

（2）积极预防肛隐窝炎：平时清洗肛门时可选用中药坐浴以及时处理炎症。

（3）提高免疫力：控制好肺结核，防止结核杆菌下移肛肠；防治高血糖以促伤口快速愈合。

（4）养成良好的卫生习惯：首先排便要每日1次，最好选择在晨起，其次每次排便时间不宜过长，最好不要超过5min，好的排便习惯是预防肛周脓肿较好也较易的手段。

（5）养成良好的饮食习惯：忌辛辣食物，忌暴饮暴食，忌肥甘厚味，忌烟酒，多食蔬菜水果和粗粮以助肠道蠕动。

典型病例

曲某，男，40岁，已婚，汉族，工程师。

患者以“肛旁肿痛不适2日”为主诉入院。患者2日前无明显诱因出现肛周肿胀疼痛，疼痛呈持续性胀痛，阵发性加剧，行走、端坐均受限，患者平素大便每日1次，质软成形，无便血、无便痛及无脓血样便，排便时无脱出物，肛旁无瘙痒等异样感觉，饮食尚可，无发热，小便正常，身体无消瘦。

入院检查：体温36.2℃，脉搏78次/min，呼吸18次/min，血压125/90mmHg。

专科检查：胸膝位，视诊：肛门外形不整。右前位肛旁可见1.5cm×2cm红肿区，高出皮肤表面，边界不清。指诊：红肿区触痛明显，波动感阳性，进指6cm肛内未触及其他硬性肿物。肛镜：因痛未查。

实验室及辅助检查：WBC 6.6×10^{9}/L，RBC 4.7×10^{12}/L，PLT 200×10^{9}/L，HGB 152g/L。血凝试验、生化检查均未见明显异常。肝炎五项、丙肝、梅毒、抗HIV均阴性，胸片未见明显异常。心电图正常。肝胆脾彩超未见明显异常。

术前准备：交代病情，告知签字，备皮，术前30min地西泮注射液10mg肌注。术后予对症治疗。嘱患者调畅情志，保持大便通畅。

中医诊断：肛痈（火毒蕴结型）。

西医诊断：肛周脓肿。

手术方式：肛周脓肿切开挂线术。

手术简要经过：首先于右前位脓肿中央行一放射状切口，贯穿脓腔，引出脓汁，色黄白质稠，充分排脓后，食指探查，破坏脓腔间隔，一手食指伸入肛门引导，另一手持球头探针延脓腔轻轻探入，于同位肛隐窝处探出，引入橡皮筋1枚，松紧适宜后结扎固定，并取组织做病理。修剪创缘，充分止血，查无活动性出血后，重新消毒，止血灌肠散凡士林纱条嵌入创面，填塞塔形纱布，丁字带外固定。术毕。

术后处理措施及注意事项：①二级护理，半流食。②单侧耳穴治疗及醋氯芬酸肠溶胶囊口服以缓解术区疼痛。③术后抗感染等对症治疗。

术后第1天，饮食尚可，睡眠欠佳。小便已排，大便未排。术区疼痛尚可忍受。查体：术区敷料完整，见陈旧性血性渗出。主治医师查房后示：患者一般情况尚可，予0.9%氯化钠注射液100mL、头孢地秦钠1.0g静滴以抗感染治疗，养荣润肠舒口服以利于排便，一效膏创面外敷以减轻疼痛。肛泰栓纳肛，肛泰膏外用，激光疗法，中药中换药治疗，红光照射治疗，水敷散外用以软坚消肿，中药煎剂外用熏洗以清热凉血，消肿止痛。

术后第4天，饮食睡眠尚可，大便已排，质软成形，量中等，便时带少许鲜血，便时稍疼痛。小便通畅。术区疼痛尚可忍受。查体：神清，心肺正常。术区引流通畅，创面肉芽组织新鲜，无水肿，橡皮筋固定良好。主治医师查房后示：复查血常规示：未见明显异常。术后患者无发热。今予0.9%氯化钠注射液100mL、注射用头孢地秦钠1.0g静滴，改为阿奇霉素软胶囊口服以抗炎。观察患者病情变化。

术后第7天。饮食睡眠良好，小便通畅，大便已排，质软成形，量中等，每日1次，排便时疼痛。查体：术区引流通畅，创面肉芽组织生长良好，未见异常组织增生。上皮组织爬生良好，橡皮筋松弛。张锦副主任医师查房后示：术后患者病情平稳，改二级护理为三级护理。停中药煎剂熏洗，予硝矾散外用熏洗以收敛止血。患者橡皮筋松弛，嘱患者适当刺激橡皮筋，保持其一定张力以利于橡皮筋脱落。改激光疗法、中换药和红光疗法治疗为每日2次。现患者肛周较软，予停水敷散外用。

术后第9天，饮食睡眠良好，小便通畅，大便已排，质软成形，量中等，每日1次，排便时无疼痛。查体：术区引流通畅，创面肉芽组织生长良好，未见异常组织增生。上皮组织爬生良好，橡皮筋松弛。查房后示：现患者橡皮筋松弛，今予中医肛肠术后紧线术治疗，以利于橡皮筋脱落。予停阿奇霉素软胶囊口服。

术后第12天，饮食睡眠良好，小便通畅，大便已排，质软成形，量中等，每日1次，排便时无疼痛。查体：术区引流通畅，创面肉芽组织生长良好，未见异常组织增生。上皮组织爬生良好，橡皮筋脱落。肛门指诊创面愈合良好，肛门测压示：正常。医师查房后示：经过治疗，患者创面、肛门指诊示肛门功能良好，病情基本痊愈，经患者本人提出，予以明日出院。

讨　论

将挂线疗法应用于肛周脓肿的治疗，是挂线疗法治疗肛瘘的延伸，亦是中医治病既病防变的具体体现，是在继承祖国医学传统的挂线术方法基础上，融入现代医学理论，将其应用于肛周脓肿的根治术。此种根治术的主要优势在于：不后遗肛瘘，则避免再次手术带来的身体上的痛苦及经济负担；且不存在肛门失禁等并发症，疗效满意。中医传统的挂线疗法的挂线具有四大作用：慢性切割、引流、异物刺激及标志。应用挂线疗法治疗肛痈，主要是利用挂线的慢性切割作用，使组织缓慢被切开，避免了肌群因手术一次性切开导致肛门括约肌严重受损，甚至出现肛门失禁等严重后果。同时也利用了挂线的异物刺激作用，使创面基底部的肉芽组织同步生长，这样很好地维护了肛门的正常括约功能。

肛周脓肿一次性切开挂线术成功的关键是如何准确寻找和正确处理脓肿的“内口”。所谓“内口”，即指脓肿的最原始的感染病灶处，通常是在齿线附近的肛隐窝。内口的寻找可有以下方法：①行腔内超声检查，以初步判断脓肿的范围，以及内口的大致位置。②

肛门镜检查：用肛门镜暴露肛隐窝可发现原发病灶处的肛隐窝处可有炎症表现。③加压双氧水美兰染色法。④压迫排脓法：即用肛门镜显露脓肿部位的肛隐窝，用手指压迫脓肿波动最明显处，如果有脓液溢出的肛隐窝即为内口所在。⑤双合指诊法：将食指插入肛门，拇指压迫脓肿波动最明显处食指感到有冲击感或黏膜最薄处为内口位置。⑥探针探查法：肛门镜显露出肛隐窝，用圆形带钩探针探查疑似内口，探针容易进入或有脓液溢出的肛隐窝，即为内口。这三种方法可与前面论述的寻找内口的指导思想相结合，肛周脓肿内口位置的指导思想，即肛周脓肿的范围侵袭到肛门的前位或后位，则内口就在肛门前位或后位的肛隐窝处（若侵袭到前后位，内口就在前后位），若脓肿不侵袭到前位或后位，其内口就在脓肿感染中心同侧对应的肛隐窝处，往往收到奇效。

恩师还特别强调术中的注意事项：切口选择原则是直达患病部位和避开血管、神经和括约肌，脓肿范围较大，达到3cm以上者，可行多个切口；切口要贯穿脓腔，并充分打开脓腔纤维间隔；使用探针时，防止用力过猛以造成假道，而不能准确找到内口；挂上的橡皮筋的松紧度要适宜：对于脓腔位置较高者，距离肛门较远者挂线宜松，反之宜紧。这样可以起到引流通畅，且能避免损伤肛门括约肌的功能；对于多切口的脓腔，各腔之间术后应留置引流条，术后根据病情情况予以拆除。

李师教授认为术后换药是成功根治疾病的保证，所以要求换药时必须注意：

（1）清理脓腔。对于病情较严重的患者换药时，需用生理盐水或甲硝唑注射液反复冲洗脓腔，以清除坏死组织，冲洗干净后于创面置于引流纱条，可起到持续引流的作用；还起到异物刺激作用，从而可促进新的肉芽组织生长。换药创面必须引流彻底，不可留有死腔。

（2）要注意防止创面桥形愈合。治愈是要求创面完全闭合，防止出现假性愈合，肉芽必须从基底部开始生长，因此每次换药时，引流条的放置位置一定要放到位。临床中一旦形成假性愈合，必须予以及时切开，以防止影响切口的愈合。

（3）根据脓腔的大小及橡皮筋的松动情况，适时给予中医肛肠术后紧线术，待橡皮筋脱落后要及时给予指诊，以了解创面愈合情况。

综上所述，肛周脓肿在肛肠疾病中比较急比较重也较为常见，特别是肛瘘继发感染形成的脓肿的治疗则更为复杂，并且脓肿致病的原因也众多，但是从根本上解决关键在于正确处理感染的内口，处理感染内口是治愈的关键，并且脓肿痊愈后患者体质的中医调理也是根治脓肿并防止其复发的关键。然而在治疗脓肿的术式上多种多样各不相同，并且由于术式选择的不当，导致患者术后感染复发率极高，治疗效果相当不理想，患者行第二次或者更多次手术的概率很高，并且手术失败后再次手术的难度就明显地加大了。因此肛周脓肿一次性切开挂线术和中西医治疗相结合防止脓肿复发的治疗势在必行。

结 论

肛周脓肿一次性切开挂线术很好地归纳和总结了以往术式的优点并且补充了不足之处，是到目前为止在治疗肛周脓肿方面中西医结合治疗疾病的典范，起到了承前启后的作用，通过此术式患者治疗时间短，手术创面小，术后痛苦较轻，恢复时间快，术后感染机会少，复发率也低，住院费用低。而在患者术后通过中医辨证论治治疗以清热凉血，解毒排脓为基本治法，再配以化湿，通便，活血，或气血者加以补气透脓的药，彻底达到阴阳平衡的状态，杜绝肛周脓肿的复发。

RPH-4联合消痔灵注射治疗直肠内脱垂的临床疗效分析

丁 婷　指导教师：李师

直肠内脱垂（internal rectal prolapse，IRP）是由Turtle于1903年首先提出，又称不完全性直肠脱垂、直肠内套叠、隐性直肠脱垂等，是指近端直肠黏膜层或全层套叠进入远端直肠或肛管内而未脱出于肛门外的一种功能型疾病，是出口梗阻性便秘的原因之一。是肛肠科的常见疾病，也是疑难病。本病发病率约占结直肠疾病的5%，女性多发，女男之比为6.53：1，多发年龄为50~70岁。患者主要表现为排便困难、粪便阻塞感、坠胀感、排便时间长、便条细、排便不尽感，给患者的生理和心理造成了极大的困扰。

尽管临床上治疗直肠内脱垂方法诸多，但临床疗效参差不齐、不尽如人意。目前对于直肠内脱垂的治疗包括保守治疗和手术治疗。保守治疗只能解决近期症状，不能彻底根治，并且复发率高，长期疗效不佳。而手术疗法是当前治疗直肠内脱垂较有效方法，传统结扎手术为治疗直肠内脱垂典型术式，经过长期的临床实践其临床疗效明显，但治愈率仍较低，且术后疼痛较重、术后出血多、伤口愈合时间较长，因此急需有效的手术方式提高治愈率，降低术后并发症的发生率。

恩师李师教授临床应用自动弹力线痔疮套扎术（RPH-4）联合消痔灵注射方法治疗直肠内脱垂，两法联合应用提高了治愈率，减少了伤口愈合时间，减少了术后疼痛和出血的发生，取得了令人满意的临床疗效。

材料与方法

1.临床资料

1.1 研究对象： 选取2014年12月—2016年12月在辽宁省肛肠医院收入院的40例符合直肠内脱垂诊断的患者。

1.2 分组： 采用完全随机化分组方式，按入选患者的门诊号按从小到大编号（1~40），利用随机数字表把患者随机分为治疗组和对照组。治疗组采取RPH-4联合消痔灵注射的手术方式，对照组采取传统的结扎手术方式。

1.3 数据可比性比较：

（1）性别可比性比较。如表1所示，使用SPSS 17.0进行卡方检验，治疗组、对照组患者性别方面具有可比性，无统计学差异（$P>0.05$）。

表1 两组患者性别比较（例）

组别	例数	性别		P
		男	女	
治疗组	20	5	15	0.695
对照组	20	3	17	

（2）年龄、病程可比性比较。如表2所示，经SPSS 17.0进行独立样本t检验，治疗组和对照组患者在年龄和病程方面具有可比性，无统计学差异（均$P>0.05$）。

表2 两组患者年龄、病程比较（$\bar{x}\pm s$）

组别	例数	年龄（岁）	病程（月）
治疗组	20	56.90 ± 5.87	17.50 ± 7.69
对照组	20	57.40 ± 5.48	18.25 ± 7.90
P		0.782	0.763

（3）直肠内脱垂程度可比性比较。如表3所示，经SPSS 17.0进行秩和检验，治疗组和对照组患者在治疗前直肠内脱垂程度具有可比性，无统计学差异（$P>0.05$）。

表3 两组患者治疗前直肠内脱垂程度可比性比较（例）

组别	例数	轻度	中度	重度	P
治疗组	20	7	9	4	0.432
对照组	20	9	8	3	

1.4 诊断标准：

（1）中医诊断标准。依据《中医病证诊断疗效标准——中医肛肠科病症诊断疗效标准》中脱肛的诊断要点：辨证为脾虚气陷证，再结合临床常见的肾气亏虚等证，主要表现为排便费力，肛门堵塞感，排便后不尽感，排便时间长。神疲气短，乏力纳差，口淡，腰膝酸软，头昏耳鸣。舌淡苔白，质胖或嫩，脉弱。

（2）西医诊断标准。参照《大肠肛门病学》中对直肠内脱垂的诊断要点。

症状：排便困难，肛门堵塞感、坠胀感，排便后不尽感，便条变细，排便时间延长。

体征：肛门直肠指诊可触直肠内脱垂的黏膜，柔软平滑，可自由移动，内脱垂的部分与肠壁之间可有环形沟。

肛门镜检：直肠下端黏膜壅堵，肠腔仅可见细小缝隙。

排粪造影检查：直肠侧位片力排相呈“锯齿征”“宝塔征”“漏斗征”等影像学特征。参照1999年全国便秘诊治新进展学术研讨会将直肠内脱垂分为3度，即轻度：直肠内形成环形套叠在3～15mm。中度：直肠内形成环形套叠在16～31mm。重度：直肠内形成环形套叠＞31mm或多处套叠或厚度＞5mm。

1.5 纳入标准：①18岁≤年龄≤70岁，手术前经过严格保守治疗无效，病程≥6个月。②符合直肠内脱垂诊断标准。③同意治疗并自愿签署相关知情同意书。

1.6 排除标准：①受试年龄＜18岁或受试年龄＞70岁。②合并有心、肝、肾、造血系统等其他严重原发病者。③合并有其他疾病影响疗效观察：如肠道肿瘤、机械性肠梗阻、克罗恩病、肠结核、肛周脓肿、肛瘘、局部皮肤破溃感染、直肠肛门狭窄、炎症性肠病、肠易激综合征、结肠慢传输者等。④长期服用某些药物，如抗胆碱能药物、阿片类药物、抗抑郁药物的患者或精神病患者。⑤近期（3个月内）有肛门直肠手术史。⑥妊娠或哺乳期妇女。⑦合并典型的其他出口梗阻型便秘者，如直肠前突、直肠全层脱垂、耻骨直肠肌综合征、会阴下降、子宫后倾、肠疝、盆底松弛综合征等。

1.7 剔除标准：①治疗期间出现严重并发症、不良反应者。②患者治疗期间拒绝合作者。③病例本不符合纳入标准而纳入者。④治疗及随访期间病历资料脱失导致无法统计者。

2.治疗方法

2.1 术前准备：

（1）完善常规检查：血常规、尿常规、便常规、血凝、血脂、肝肾功、离子、乙丙肝、梅毒、HIV、胸部正侧位X线片、心电图（12导联）、肝胆脾彩超、肛门指诊、肛门镜检查、排粪造影。

（2）术区备皮，术前2h用110mL甘油清洁灌肠。

（3）术前30min肌注地西泮注射液10mg，以镇静安神。

2.2 麻醉与体位：骶管麻醉，采用截石位。

2.3 手术器械及用品：自动弹力线痔疮套扎器（型号：ZDFR-TZQ-05B-6）、消痔灵注射液〔吉林省集安益盛药业股份有限公司（批号20131101）〕（规格：0.4×10mL/支）、0.9%氯化钠溶液、肛门镜、剪刀、止血钳等。

2.4 手术方法：

（1）治疗组：常规消毒、铺巾，RPH-4套扎器手柄与负压吸引器相连，手持肛门镜选择一处套扎点，将RPH-4套扎器吸入口放与套扎点处，开启负压吸引器，使选定的脱垂直肠黏膜和部分黏膜下组织被负压吸入套扎器枪内，当负压值到达0.08～0.10kPa时，转动驱动轮360°至红点回归位置，弹力线即被发射，转动推线管释放轮至数字“1”，释放第一根推线管。术者左手持推线管，右手捏紧弹力线尾部并用力外拉以收紧弹力线前端套环，直至确定套扎组织已扎紧，打开负压释放开关，释放被套扎的组织，术者左手继续持推线管并稍用力往后抽拉露出弹力线前端，右手持长剪于打结处剪断，打开负压释放开关，释放被套扎的组织，并于套扎组织残端注射1：1消痔灵注射液和生理盐水混合液1mL。套扎位置通常为2、5、9点位，根据脱垂程度于齿线1cm以上选取5～9个套扎点，由肛门远端向近端方向进行套扎。查无活动性出血，再次消毒，凡士林纱布条引流，塔形纱布压迫，丁字带固定后，术毕。

（2）对照组：常规消毒、铺巾，手持肛门镜选择一处结扎部位，一般在4、8、12点位，齿线1cm以上处，向上纵行钳夹直肠黏膜，长钳夹黏膜多少以松弛程度为准，一般钳夹后两侧直肠黏膜不松弛或轻度松弛为好，然后以7号丝线在钳下将钳夹黏膜贯穿结扎，再以7号丝线加强结扎一道，以防结扎不紧或滑脱。结扎后的黏膜残端不切除，查无活动性出血，再次消毒，凡士林纱布条引流，塔形纱布压迫，丁字带固定后，术毕。

2.5 术后处理：

（1）术后前3d半流食，3d后调整为普食，多食高蛋白、低脂、低糖饮食以促使伤口愈合，饮食清淡。

（2）术后抗生素每日1次静滴，持续3d。

（3）中换药每日2次，干纱布条覆盖，注意保持术区干爽清洁。

3.观测指标

3.1 症状评分：参照Wexner的便秘评分系统对大便次数、排便不尽感、肛门堵塞感、排便时间、大便形状、排便困难、排粪造影各项指标进行评分，于术前和术后3个月分别观察记录1次，评分指标见表4。

表4 症状评分表

症状	积分			
	0分	1分	2分	3分
大便次数	1次/d	2～3次/d	4～5次/d	＞5次/d
排便不尽感	从无	很少	有时	常常
肛门堵塞感	从无	很少	有时	常常
排便时间	＜10min	10～20min	20～30min	＞30min
大便形状	香蕉状	火腿肠状	食指状	筷子状
排便困难	无	需努挣	需刺激性药物	需手指排便或灌肠
排粪造影	正常	轻度	中度	重度

3.2 临床疗效判定标准：结合《中医病证诊断疗效标准——中医肛肠科病症诊断疗效标准》制定：

痊愈：症状及体征消失，治疗后评分较治疗前减少3/4以上。

显效：症状及体征明显改善，治疗后评分较治疗前减少1/2～3/4（不包括3/4）。

有效：症状及体征改善，治疗后评分较治疗前减少1/4～1/2（不包括1/2）。

无效：症状及体征无变化，治疗后评分较治疗前减少不足1/4。

3.3 术后疼痛评分：采用国际通行的视觉模拟痛觉评分法VAS法，记录患者术后6h、24h、48h的伤口疼痛情况拟定。

0分：术后创面完全不痛，排便、换药时亦无疼痛。

1～3分：术后创面排便、换药偶感疼痛，不必处理。

4～6分：术后创面排便、换药时疼痛明显，需服用醋氯芬酸肠溶胶囊缓解疼痛。

7～10分：术后创面疼痛较重，有明显痛苦表情，服用醋氯芬酸肠溶胶囊疗效不佳，肌注盐酸异丙嗪、盐酸布桂嗪后疼痛缓解。

3.4 术后出血：记录患者术后有无出血。

3.5 手术时间、伤口愈合时间：记录手术开始至结束的时间、记录术后至出院之间的日数。

4.统计分析

采用SPSS 17.0统计软件，计量资料采用均值±标准差（$\bar{x}\pm s$）表示，做统计分析时，先进行正态性检验，若符合正态性则用t检验，若不符合正态性则用非参数检验。计数资料用卡方检验。等级资料用秩和检验。$P>0.05$时无差异，无统计学意义；$P<0.05$时有差异，有统计学意义；$P<0.01$时有显著性差异。

结　果

1. 两组患者症状改善情况比较

如表5所示，治疗前两组间比较，应用独立样本t检验，轻、中、重度直肠内脱垂均无统计学差异（$P>0.05$）。两组间治疗前后比较，应用配对样本t检验，$v=0.000<0.05$，有统计学差异，治疗组、对照组治疗后症状积分情况均较治疗前有明显改善。治疗后两组间比较，应用独立样本t检验；轻度直肠内脱垂治疗后两组间比较$t=-0.067$，$P=0.948>0.05$，无统计学差异；中度直肠内脱垂治疗后两组间比较$t=-2.724$，$P=0.021<0.05$，有统计学差异，治疗组改善患者症状优于对照组。重度直肠内脱垂治疗后两组间比较$t=-3.381$，$P=0.020<0.05$，有统计学差异，治疗组改善患者症状优于对照组。

2. 两组患者临床疗效比较

如表6所示，经秩和检验，$z=-2.777$，$P=0.005<0.01$，有统计学差异，治疗组治愈率高于对照组。

3. 两组患者术后疼痛评分比较

如表7所示，经非参数检验，术后6h、24h、48h $P=0.000<0.01$，有统计学差异，治疗组术后疼痛较对照组轻。

4. 两组患者术后出血比较

如表8所示，术后出血应用卡方检验，$\chi^2=4.800$，$P=0.028<0.05$，有统计学差异，治疗组术后出血发生率低。

5. 两组患者手术时间、术后伤口愈合时间比较

如表9所示，手术时间应用独立样本t检验，$t=-7.734$，$P=0.000<0.01$，有统计学差异，治疗组手术时间短。伤口愈合时间应用独立样本t检验，$t=-8.149$，$P=0.000<0.01$，有统计学差异，治疗组伤口愈合时间短。

表5　症状评分比较（$\bar{x}\pm s$，分）

组别	例数	轻度		中度		重度	
		治疗前	治疗后	治疗前	治疗后	治疗前	治疗后
治疗组	20	10.57 ± 1.51	5.57 ± 3.26	16.33 ± 1.50	5.22 ± 2.17	19.00 ± 1.83	6.00 ± 1.83
对照组	20	10.33 ± 1.87	5.44 ± 2.70	17.25 ± 1.49	9.75 ± 4.23	17.00 ± 1.00	10.00 ± 1.00

表6 临床疗效比较（例）

组别	例数	痊愈	显效	有效	无效	总治愈率（%）
治疗组	20	7	9	3	1	95
对照组	20	2	5	10	3	85

表7 术后疼痛比较（$\bar{x}\pm s$，分）

组别	例数	术后6h	术后24h	术后48h
治疗组	20	2.05 ± 0.99	2.40 ± 1.14	2.30 ± 0.86
对照组	20	5.35 ± 1.14	5.60 ± 0.99	5.55 ± 1.28

表8 术后出血比较（例）

组别	例数	出血	出血发生率（%）
治疗组	20	2	10
对照组	20	8	40

表9 手术时间、伤口愈合时间比较（$\bar{x}\pm s$）

组别	例数	手术时间（min）	愈合时间（d）
治疗组	20	15.10 ± 3.24	13.35 ± 1.73
对照组	20	23.85 ± 3.88	18.85 ± 2.48

讨 论

直肠内脱垂是肛肠科的常见疾病，也是疑难病，其发病率约占结直肠疾病的5%。多发于50～70岁的女性，男性发病率低。直肠内脱垂是出口梗阻性便秘的原因之一，患者常表现为排便不尽感、粪便阻塞感、便条细等症状，给患者造成了巨大的痛苦。

目前临床上治疗直肠内脱垂主要包括保守疗法和手术疗法，临床上疗效各异，各有优缺点。保守疗法主要有药物疗法和注射疗法，该法可以延缓直肠内脱垂的病情进展并能有效改善患者症状，但长期疗效较差易复发，不能彻底治愈疾病。手术方法主要包括经腹腔手术如Ripstein术、功能性直肠悬吊和盆底抬高术、腹腔镜手术等和经肛门手术如传统结扎术、改良Delorme术、胶圈套扎术、PPH术和TST术等。而临床上应用较多的是经肛门手术，传统结扎手术作为早期治疗直肠内脱垂的常用术式，其临床疗效明显，费用较低，但具有治愈率低、手术时间长、伤口愈合时间长、术后易出血、疼痛明显等缺点，增加了患者的痛苦和经济负担。因此需要更加行之有效的手术方式应用于临床。

本研究采用RPH-4联合消痔灵注射的手术方式，目前笔者所在医院临床应用RPH-4联合消痔灵注射治疗直肠内脱垂已有多年，该术式临床疗效显著，术后疼痛轻、出血少、手术时间短、伤口愈合快。该术式的主要优点为：在套扎黏膜残端注射消痔灵可使黏膜膨胀防止套扎的弹力线滑脱；套扎黏膜注射消痔灵可加速血管收缩、局部组织坏死脱落；套扎黏膜注射消痔灵与盐酸利多卡因的混合液可缓解肛门刺激症状并能缓解疼痛；整个过程不用开刀，并具有定向性好、手术时间短、疼痛轻、出血少、术后伤口愈合快、安全可靠等特点。将RPH-4与消痔灵注射结合起来使用既保留了二者治疗方法的优势，又避免了单独使用的局限性，具有伤口创伤小、患者痛苦小、安全性高、并发症及不良反应少等特点，缓解了患者精神上的压力和经济上的压力。

RPH-4联合消痔灵注射是一种新型术式，它是现代微创术式与传统注射疗法的结合，是西医疗法与中医疗法结合。RPH-4与消痔灵注射均有其各自的优势。

RPH-4即自动弹力线痔疮套扎术，该术利用负压吸引器的负压将脱垂的直肠黏膜吸引至枪管内，同时发射弹力线套扎脱垂黏膜，由于弹力线的紧缩作用使套扎黏膜缺血坏死纤维化而形成瘢痕，致使黏膜组织、黏膜下层组织与肌层粘连固定，类似“铆钉”的作用，悬吊松弛的直肠黏膜，缓解直肠的脱垂，使肠腔通畅，从而减轻肛门堵塞感、排便不尽感、大便时间长及排便困难等各种症状。RPH-4是在对原专利产品RPH的升级换代，其以特殊高分子材料制成的弹力线代替橡皮筋，既保留了RPH的优势又避免了橡皮筋的劣势。由于RPH-4的弹力线套扎内径小，套扎更牢固，且弹力线表面粗糙，摩擦力大，不易滑脱，与传统结扎相比术后不易出血；由于RPH-4的弹力线同一平面可多点套扎，结扎个数可达6～9个，术后黏膜平整无瘢痕并且提肛效果明显，而传统结扎术套扎点低而且套扎位点少，因此RPH-4术后疗效好。RPH-4的弹力线套扎无须破损黏膜，与传统结扎破损黏膜相比，RPH-4术后疼痛轻，创口愈合快。

本研究中消痔灵是一种硬化剂。消痔灵注射液是由中国中医研究院广安门医院的医务人员根据《素问》中“酸可敛收，涩可固脱”的理论依据研制而成。主要由五倍子、明矾（硫酸钾铝）、甘油、三氯叔丁醇、低分子右旋糖酐、枸橼酸钠等组成，具有收敛止血、消炎抗炎的作用。五倍子酸、涩、寒，归肺、大肠、肾经，具有收敛止血的功效，血管收缩以使脱垂组织缺血坏死。五倍子中草鞣酸含量高达60%，具有使蛋白凝固作用，进一步促使局部组织坏死纤维瘢痕化。明矾具有良好的抗菌消炎和高渗脱水作用，可减少术后感染的发生并可减轻肛门坠胀感等肛门局部刺激症状。其中所含的钾离子、铝离子进入血液可引起血管平滑肌收缩，起到止血功效；五倍子、明矾药性酸涩，协同起到收敛固脱之功。低分子右旋糖酐可以减缓局部对药物吸收的速度，使药物作用时间持久并能预防因药物剂量过大而导致直肠肌层坏死。多种成分联合使用，使直肠黏膜紧缩同时产生局部无菌性炎症，使黏膜下层与肌层之间粘连固定，达到治疗效果。

综上所述，RPH-4联合消痔灵注射结合应用使两者的优势相互补充，避免了各自的缺点，该法治愈率高，手术时间短、伤口愈合快、术后出血发生率低、术后疼痛轻，值得临床推广应用。

结　论

通过临床实验研究，可以得出以下结论：

（1）RPH-4联合消痔灵注射与传统结扎手术均能改善患者症状，但RPH-4联合消痔灵注射对改善中重度直肠内脱垂患者的症状优于传统结扎手术，RPH-4联合消痔灵注射对改善轻度直肠内脱垂患者的症状与传统结扎手术相同。

（2）RPH-4联合消痔灵注射治疗直肠内脱垂总治愈率为95%，临床疗效明显优于传统手术。

（3）RPH-4联合消痔灵注射与传统结扎手术相比，患者术后痛苦小、术后出血发生率低、手术时间短、术后伤口愈合快。

综合上述优点，值得临床推广应用。

切开挂线术治疗 66 例婴幼儿肛周脓肿的临床疗效观察

王 玥　指导教师：李师

肛门直肠周围脓肿简称肛周脓肿，属中医“肛痈”范畴，是指肛隐窝（AC）感染后炎症由肛腺向肛管直肠周围间隙组织浸润而发生的急性或慢性化脓性疾病。肛周脓肿是临床上发病率较高的肛肠疾病之一，据流行病学分析，其国内发病率为1.67%~3.6%，国外平均每十万人有8.6人患有肛周脓肿。肛周脓肿可发生于任何年龄，而婴幼儿因其肛门直肠黏膜局部免疫结构未发育成熟，防御能力微弱更易受感染而引发肛周脓肿。临床上因雄激素的影响婴幼儿肛周脓肿好发于男性患儿，女性患儿罕见。

在病因方面，祖国医学对婴幼儿肛周脓肿的研究认为其发病是由于患儿体弱易受外邪，外邪入里化热，热与饮食厚味之湿邪相结，湿热蕴结肛门，热盛肉腐，肉腐成脓。西医认为其病因可能与感染、雄激素水平、肛门直肠黏膜局部结构发育未成熟免疫防御能力薄弱、护理方式不当等因素有关。

当婴幼儿出现肛周脓肿时，其起病急骤，患儿局部红、肿、热、痛症状重，拒食，排便时哭闹，如未及时处理或处理欠妥，病情极易加重或破溃流脓形成肛瘘，甚者反复感染形成复杂性肛瘘，从而增加手术难度。由于病情加重使患儿术后愈合所需时间长，增加患儿痛苦，进而加重患儿及家长的心理负担及经济负担。另随婴幼儿年龄增长自我意识加强，依从性差，如行手术，术后换药难度增加，换药不彻底，易形成假性愈合，所以婴幼儿肛周脓肿宜早期发现早期行根治性治疗。

目前对婴幼儿肛周脓肿的治疗方法呈多样性，主要分为保守治疗及手术治疗两方面。保守治疗方面中医根据婴幼儿肛周脓肿的发展变化进行辨证论治，如局部应用黄金散、水调膏等，西医则根据不同的致病菌株选择相应的抗生素进行抗感染治疗。保守治疗往往可以使肛门局部的红肿消退，临床症状稍微缓解，暂时减轻患儿痛苦，但婴幼儿肛周脓肿病情发展后期极易形成肛瘘，还需进一步行肛瘘手术，而达不到一次根治的目的。所以婴幼儿肛周脓肿繁多的治疗方法中，手术是唯一彻底治愈婴幼儿肛周脓肿的方法。目前的手术方式中，以切开挂线术和切开引流术为主。切开引流术操作方法简单，初次手术创口愈合较快，但总的治疗时间长，且此术式未处理原发内口，不能彻底清除感染的肛腺，故而极易复发后遗肛瘘，需二次行肛瘘手术，达不到一次根治的目的。而切开挂线术治疗婴幼儿肛周脓肿虽然初次手术时创口愈合较慢，但总的治疗周期耗时短，其有效处理原发内口，清除感染的肛腺，而且利用橡皮筋来引流，保证了引流的通畅，减轻换药时患儿的痛苦，从而达到了一次性根治，避免二次手术的目的。所以采用切开挂线术治疗婴幼儿肛周脓肿是一种安全、有效的方法。

材料与方法

1.临床资料

1.1 研究对象：本研究选取2015年10月—2017年6月就诊于辽宁中医药大学附属第三医院（辽宁省肛肠医院）的婴幼儿肛周脓肿患者。所选患者均符合本研究的中西医诊断标准、病例纳入标准。

1.2 分组：采用随机平行对照方法，将所选患者按就诊日期从远到近编号（1～66号），利用随机数字表把患者分为治疗组以及对照组。治疗组33例，对照组33例。治疗组采取切开挂线的手术方式。对照组采取切开引流的手术方式。

1.3 诊断标准：

（1）中医诊断标准。结合临床，参照2012年《中医病证诊断疗效标准——中医肛肠科病证诊断疗效标准》中肛周脓肿的诊断标准，临床辨证为火毒蕴结证以及热毒炽盛证者。

火毒蕴结证：肛门周围突然肿胀疼痛，呈持续性加重，偶伴有发热、大便稀溏、小便短赤。肛门周围红肿，触痛明显，表面热盛。舌红，苔薄黄，脉数。

热毒炽盛证：肛门周围肿胀疼痛剧烈，持续多日，大便后哭闹加重，拒食，夜卧不安，偶伴有发热、口干、小便困难。肛周红肿，按之有波动感。舌红，苔黄，脉弦滑。

（2）西医诊断标准。结合临床，参照美国结直肠外科医师学会2011年制订《肛周脓肿和肛瘘治疗指南》及《中国肛肠病学》对肛周脓肿的临床诊断标准。

症状：患儿肛门疼痛肿胀，伴有发热，小便短赤灼热，拒食，排便时哭闹加重，影响睡眠。患儿时常有腹泻便溏，大便为含有未曾消化的奶瓣或者食物的稀水样便。

体征：检查可见肛门失去椭圆形常态，局部红肿，触压疼痛，局部皮肤温度升高。肛门镜检查：肛窦处可见局部充血，有时稍用力按压红肿区可见有脓液从肛内溢出。实验室检查：血常规中白细胞计数以及中性粒细胞比例有不同程度的升高。

1.4 纳入标准：①1d≤患儿年龄≤3岁。②手术前经保守治疗无效。③符合婴幼儿肛周脓肿的中西医诊断标准。④患儿身体无其他重大疾病，如先天性心血管疾病及发育异常等。⑤患儿家属同意手术，自愿参与此次临床观察试验并且由家属代为签署相关知情同意书。

1.5 排除标准：①患儿年龄＞3岁者。②不符合婴幼儿肛周脓肿的中西医诊断标准者。③患儿身体有其他重大疾病，如先天性心血管疾病及发育异常等。④合并其他肠道疾病影响疗效观察者排除，例如克罗恩病、炎症性肠病、肠易激综合征、肛门直肠狭窄等。⑤过敏体质或瘢痕体质的患儿。⑥患有传染病的患儿排除，例如病毒性肝炎等。⑦凝血功能障碍的患儿。符合上面所述标准其中之一者，则排除本临床研究。

1.6 剔除标准：①不符合纳入标准而纳入者。②同时参加其他临床试验者。③患儿资料不全影响疗效评价者。符合上面所述标准其中之一者，则剔除本临床研究。

1.7 脱落标准：①治疗期间发生严重不良反应或特殊突发事件者。②治疗期间因各种原因自动退出或不配合治疗者。③随访期间病历资料脱失而无法统计者。符合上面所述标准其中之一者，则视为脱落病例。

2.治疗方法

2.1 术前准备：

（1）病史采集，进行必要的全身检查。对患儿的心理、精神和身体健康状况进行全面的了解及评估。

（2）向家属充分交代患儿病情、手术方式、手术风险和术后常见并发症，让患儿家属了解病情及诊疗计划并签署手术知情同意书、手术部位确认书等相关医疗文件。

（3）麻醉师于术前查看患儿，确认患儿无麻醉禁忌证，向患儿家属交代麻醉相关事宜，让家属了解麻醉风险并签署麻醉知情同意书。

（4）完善相关检查：血常规、血型、凝血四项、尿常规、肝炎五项、HIV、梅毒、肝肾功（近期婴幼儿患病应用药物者查此项）、肛周彩超、肛门指诊、肛门镜检查。

（5）术前6h禁食水。术前30min，嘱家属让患儿排空二便。

2.2 消毒与麻醉：常规碘伏消毒，铺无菌洞巾。1d～1岁患儿以0.5%利多卡因5mL局部麻醉，1～3岁患儿以氯胺酮原液3～4mg/kg肌注进行基础麻醉。0.9%氯化钠注射液250mL静脉输液以开通静脉通路，方便术中紧急情况的处置。婴幼儿取膀胱截石位。

2.3 手术方法：

（1）治疗组：切开挂线术。碘伏棉球消毒会阴部、肛管直肠下端，铺无菌洞巾，从外对肛周肿块进行观察，食指纳入肛内指诊，结合彩超的检查结果对脓肿所涉及的范围及大小进行初步的预判。寻找原发感染内口，肛门镜下观察到肛隐窝处红肿，稍用力挤压后有脓液溢出即视为内口所在处。首先，根据脓肿的实际范围及内口的具体位置做好相应的标志，于局部脓肿波动最明显处做放射状切口，切口长短视脓肿的范围而定，将皮肤及皮下组织切开。其次，用小血管钳钝性分离脓腔内部，排尽脓液，食指探查脓腔的大小，轻柔分离脓腔壁的间隔。然后，左手食指纳入肛内以协助，右手持球头探针沿切口经脓腔向肛内探入，从同侧肛隐窝即原发感染内口处穿出，球头探针尾部连接橡皮筋引入切口内，使橡皮筋内外两端合拢，松紧适宜后结扎固定。如脓肿范围大者可行开窗引流，若开窗引流，则在各切口间引入橡皮胶膜。最后，修剪创缘形成一梭形切口，查无活动性出血，碘伏棉球再次消毒，凡士林纱条引流，无菌纱布塔形压迫，纸质胶布固定。术毕，非局部麻醉的患儿则需唤醒，观测患儿生命体征，查无异常，安返病室。

（2）对照组：切开引流术。碘伏棉球消毒会阴部、肛管直肠下端，铺无菌洞巾，从外对肛周肿块进行观察，食指纳入肛内指诊，结合彩超的检查结果对脓肿所涉及的范围及大小进行初步的预判。首先，于肛周局部脓肿波动最明显处做放射状切口，切口长短视脓肿的范围而定，适当修剪切口的皮缘。其次，用小血管钳钝性分离脓腔内部，排尽脓液，食指探查脓腔的大小，轻柔分离脓腔壁的间隔。最后，修剪创缘形成一梭形切口，查无活动性出血，碘伏棉球再次消毒，凡士林纱条嵌入术腔基底部引流，无菌纱布塔形压迫，纸质胶布固定。术毕，非局部麻醉的患儿则需唤醒，观测患儿生命体征，查无异常，安返病室。

2.4 术后处理：

（1）二级护理，密切监测患儿体温、脉搏、呼吸等生命体征。

（2）低脂、低糖饮食。母乳喂养的患儿嘱其母亲不能进食辛辣、煎炸的刺激性食物。混合喂养的患儿，嘱其食用清淡易消化的食物，保证营养充分，提高抵抗力。避免食用有渣食物。喂食婴幼儿时注意有无呕吐、胃食管反流、误吸等症状，防止窒息。

（3）术后腹泻或便次过多予蒙脱石散（1岁以下1袋/d，1～3岁1～2袋/d，倒入温水中口服），症状消失则予以停药。

（4）术后口服或静点抗生素以抗感染治疗（根据病情变化适当调整抗生素种类、剂量及应用时间）。

（5）便后予生理盐水局部冲洗，保持清洁。

（6）术后予一效膏适量换药，每日2次。

3. 注意事项

（1）球形探针探查内口时动作要轻柔。因婴幼儿肛周结缔组织结构发育不完全，皮肤稚嫩，所以轻柔探查内口，不宜多次穿插肛腺，以免造成假性瘘管。

（2）适当修剪创口皮缘，避免术后发生水肿。

（3）若婴幼儿肛门太窄，术者惯用的食指难以进入肛门进行指诊或引导球形探针，可改用小指在肛内进行引导。

（4）术中挂线时，橡皮筋要调整松紧适度再行结扎，一般以术后5～7d橡皮筋脱落为宜。避免橡皮筋过紧，后期过早脱落，造成引流不畅。或者橡皮筋过松，导致其失去慢性勒割的功用。若橡皮筋一周后仍未脱落，根据引流需要，则予以中医紧线术处理。

（5）如有多个切口，其间引入胶膜，则视创口分泌物情况予以拆除胶膜，代以凡士林纱条置于创口内起引流作用。

（6）术后结扎线或橡皮筋脱落期应尽量避免过多活动，以防出血。

观察指标与评定标准

1. 观察指标

①一般情况：年龄、性别、病程。②术后随访6个月内复发形成肛瘘需要二次手术情况。③首次手术后创面愈合时间。④2次手术总愈合时间。⑤首次住院时切口创面愈合情况。⑥肛门功能评价：肛门失禁发生情况。

2. 判定标准

2.1 临床疗效判定标准：参照2012年《中医病证诊断疗效标准——中医肛肠科病证诊断疗效标准》中肛周脓肿的判定标准。

痊愈：创口完全愈合，症状及体征均消失，记0分。

好转：创口未愈合，症状及体征改善，病灶或创口缩小，记1分。

未愈：创口未愈合，症状及体征均无较大变化，记2分。

总有效率=痊愈率+好转率=[（痊愈例数+好转例数）/总例数]×100%

痊愈率=（痊愈例数/总例数）×100%

2.2 复发形成肛瘘的诊断：参照2013年第8版《外科学》中肛瘘的临床表现以诊断。肛门局部疼痛剧烈，潮湿瘙痒，伴发热，寒战，脓肿破溃后症状缓解。视诊可见肛旁有数目不一的溃口，有少量脓性、血性、黏液性分泌物溢出。触诊可扪及自溃口处有硬性条索沿至肛内。

复发率=（复发例数/总例数）×100%

2.3 首次手术后创面愈合时间：两组患儿首次手术后第1天至创面完全愈合（上皮覆盖）的时间。患儿临床症状及体征基本消失，创面无渗出物，表皮完全覆盖，肛门指诊时食指纳肛顺利，无勒指感，退指时未见指套染血。

2.4 首次住院时切口创面愈合情况：切口创面的愈合过程可分为4个时期：①凝血时期。此期为防止血液进一步流失，从而保证创口处的机械强度。②炎症反应时期。此期使得创口与静脉回流分开，吞噬系统用以消灭异物，控制感染。③肉芽组织形成时期。④重组时期。此期胶原纤维和细胞重组，提高最大的机械强度。常见的肛肠手术切口创面愈合时间平均为15d，此处随访术后第7天、第14天的创面愈合情况。

0分：切口创面新鲜，无红肿及炎性渗出，表面愈合良好。

2分：切口创面肉芽生长良好，仅有少量分泌物。

4分：切口创面肉芽生长旺盛，肉芽平坦，色淡红，分泌物较多。

6分：切口创面肉芽生长迟缓，创面内陷，色泽暗淡。

2.5 肛门失禁发生情况：参照芬兰学者的Hiltunen评价标准。正常：肛门可控制排便、排气。不完全失禁：肛门少量溢出肠液，或有内裤污染情况。完全失禁：肛门无法控制成型的大便。

统计学处理

应用SPSS 20.0软件进行数据统计分析。计量资料应用均值±标准差（$\bar{x}\pm s$）的方式表达，做统计分析时，先进行正态性检验，如若符合正态性则采用t检验，如若不符合正态性则采用非参数检验。计数资料用卡方检验。等级资料用秩和检验。$P>0.05$时无差异，无统计学意义；$P<0.05$时有差异，有统计学意义；$P<0.01$时有显著性差异。

实验结果

本次观察纳入患儿共计66例，治疗及随访期间，患儿病情稳定，积极配合治疗及研究，两组均未出现剔除及脱落病例，现对所有数据分析如下：

1. 两组人口学资料及临床特征比较

如表1所示，经SPSS 20.0数据统计分析，治疗组和对照组患儿的性别、年龄和病程方面均具有可比性（$P>0.05$），无统计学差异；样本内男性患儿发病率明显高于女性患儿。

2. 两组患儿临床疗效比较

如表2所示，经SPSS 20.0软件件数据统计分析，$P=0.015<0.05$，治疗组总有效率稍高于对照组，痊愈率明显高于对照组，有统计学差异。

3. 术后随访6个月内复发形成肛瘘需二次手术情况比较

如表3所示，经SPSS 20.0数据统计分析，P=0.000＜0.05，治疗组复发率明显低于对照组，有明显统计学差异。治疗组中1例患儿因换药时不配合，导致假性愈合，于第二次手术后治愈。

4. 首次手术后创面愈合时间比较

如表4所示，经SPSS 20.0数据统计分析，P=0.000＜0.05，治疗组首次手术后创面愈合较对照组缓慢，有统计学差异。

5. 两次手术总愈合时间比较

如表5所示，经SPSS 20.0数据统计分析，P=0.000＜0.05，治疗组的手术总愈合时间明显短于对照组，有明显的统计学差异。

6. 首次住院时切口创面愈合情况比较

如表6所示，经SPSS 20.0数据统计分析，两次均P＜0.05，治疗组创面愈合较对照组缓慢，有统计学差异。

7. 两组术后肛门功能评价

均未出现肛门失禁的情况。

表1　两组人口学资料及临床特征

组别	例数(例）	男 / 女	年龄（岁）	平均年龄（岁）	病程（d）	平均病程（d）
治疗组	33	30/3	1d ~ 3岁	1.47±0.917	1 ~ 30	6.97±2.963
对照组	33	31/2	1d ~ 3岁	1.52±0.741	1 ~ 30	8.45±3.133
组间比较		χ^2=0.216		t=-0.239		t=-1.978
P		0.642		0.429		0.052

表2　两组患儿临床疗效比较

组别	例数（例）	痊愈（例）	好转（例）	未愈（例）	总有效率（%）	痊愈率%	Z	P
治疗组	33	31	2	0	100.00	93.94	Z=-2.42	0.01
对照组	33	26	6	1	96.97	78.79	χ^2=72.867	0.000

表 3　术后随访 6 个月内复发形成肛瘘需二次手术情况比较

组别	例数（例）	复发数（例）	复发率（%）	χ^2	P
治疗组	33	1	3.03	72.867	0.000
对照组	33	30	90.91		

表 4　首次手术后创面愈合时间比较

组别	例数	愈合时间（d）	t	P
治疗组	33	14.12 ± 2.552	7.051	0.000
对照组	33	12.84 ± 2.725		

表 5　两次手术总愈合时间比较

组别	例数	愈合时间（d）	t	P
治疗组	33	15.02 ± 4.399	−45.142	0.000
对照组	33	25.83 ± 3.961		

表 6 首次住院时切口创面愈合情况比较（$\bar{x} \pm s$，分）

组别	例数	术后第 7 d	术后第 14 d
治疗组	33	3.64 ± 0.929	0.73 ± 1.098
对照组	33	3.09 ± 1.234	0.24 ± 0.663
Z		−2.154	−2.071
P		0.031	0.038

讨　论

肛门直肠周围脓肿简称肛周脓肿，属中医“肛痈”范畴，其病名则始见于《外证医案汇编》“肛痈者，即脏毒之类”。肛周脓肿是指肛隐窝感染后炎症由肛腺向肛管直肠周围间隙组织浸润而发生的急性或慢性化脓性疾病。肛周脓肿是临床上发病率较高的肛肠疾病之一，据流行病学分析国内发病率为1.67%～3.6%，国外平均每十万人有 8.6人患有肛周脓肿。肛周脓肿可发生于任何年龄，而婴幼儿因其肛门直肠黏膜局部免疫结构未发育成熟，防御能力微弱更易受感染而引发肛周脓肿。临床上因雄激素的影响婴幼儿肛周脓肿好发于男性患儿，女性患儿罕见。

当婴幼儿出现肛周脓肿时，其肛门周围肿胀疼痛，起病急骤，病情持续加重，患儿拒食，排便时哭闹加重，伴有发热、大便稀溏、小便短赤等，肛门周围红肿，按之有波动感，触痛明显。婴幼儿肛周局部免疫结构发育未成熟，防御能力微弱，脓肿即起则发病急骤，传变迅速，脓肿范围呈进行性增大，如若未及时治疗或治疗方式欠妥，病情极易加重，常自行破溃或手术切开形成肛瘘。肛周脓肿病情迁延难愈，使婴幼儿治疗时间延长，增加患儿痛苦，进而加重患儿及家长的心理负担及经济负担。另随婴幼儿年龄增长自我意识加强，依从性差，如行手术，术后换药难度增加，换药不彻底，易形成假性愈合，所以婴幼儿肛周脓肿宜早期发现早期行根治性治疗。

针对婴幼儿肛周脓肿的临床特点，现今临床上多采用切开引流的传统术式。此术式操作简单，首次术后创面愈合所需时间短，但总的愈合时间较长，而且其并未彻底清除原发内口及感染的肛腺，故极易复发后遗肛瘘，需二次行肛瘘手术，达不到一次根治的目的。而切开挂线术是治疗婴幼儿肛周脓肿的中医经典术式。采用切开挂线术治疗婴幼儿肛周脓肿，能够准确查找内口并予以切除，彻底清除感染肛腺及内外括约肌的原发脓肿，显著降低复发形成肛瘘后二次手术的概率，明显缩短疗程，减少患儿术后并发症的风险，是一种安全、合理、高效的手术方式。

导师根据中医思想，结合30余年所学与临床工作经验总结，采用切开挂线术治疗婴幼儿肛周脓肿已近千例。导师认为，切开挂线术是一种广泛应用于成人肛周脓肿及肛瘘治疗的经典手术方式，而婴幼儿肛周局部解剖结构类似于成年人的肛周局部解剖结构，所以切开挂线术应用于婴幼儿肛周脓肿的治疗亦可取得良好的临床疗效。

切开挂线术是一种具有引流、慢性勒割、标志功能的手术方式。此术式利用橡皮筋的长效收缩功能，逐渐勒割开脓腔壁，利于充分引流，控制感染的扩散，促进肉芽组织自基底部向外生长。同时此术式利用橡皮筋的紧缩刺激，使括约肌与其周围的组织发生粘连，边勒割边修复，避免假性愈合，减少术后出血及肛门失禁的风险。与此同时，此术式利用橡皮筋的标志作用可以更好地保护婴幼儿的肛门功能，避免了婴幼儿因惧怕换药，而因换药不彻底形成的假性愈合。

本研究通过分析婴幼儿肛周脓肿的临床特点及发病原因，认为婴幼儿的日常护理对有效预防和及时治疗婴幼儿肛周脓肿具有重要的临床意义。中医认为，婴幼儿肛周脓肿的病因主要包括感受外邪、饮食不节等。婴幼儿其因感受寒邪入里化热或着衣过多阳热不散，壅遏气血，热盛肉腐，肉腐成脓。同时母乳喂养的患儿，若其母火热旺盛或患儿长期过食肥甘厚味，易损伤脾胃，湿热内蕴，阻滞气血，故而发病。中医针对不同的肛周脓肿患儿其形成疾病的原因采取辨证施治的方法，多采用局部外用黄金散、水调膏或口服仙方活命饮及七味消毒饮等。婴幼儿素体阳盛，家属应尽量避免给婴幼儿增加太多衣物，致其体内阳气散发不畅，流转于肛门局部，致阳气郁结化热，阻滞气血，热盛肉腐成脓。

西医则认为婴幼儿肛周脓肿的发病主要与肛腺感染、护理方式不当、雄性激素分泌旺盛及免疫能力低下有关。

婴幼儿喂养方式不当时，极易发生腹泻，此时肛隐窝松弛、扩张，肠内污秽之物极易进入肛隐窝内。炎症贮存于肛隐窝中经由肛腺导管，侵袭至肛腺引发肛腺炎。肛腺周围存在极其丰富的淋巴组织以及血管系统，如若炎症随淋巴组织及血管系统蔓延至肛管直肠间隙中，则随之形成相应间隙的肛周脓肿。

婴幼儿肛隐窝发育不全，如护理擦拭动作欠温柔，使肠道细菌进入闭合不全的肛隐窝，继发感染，形成肛周脓肿。

Stites等报道肛周脓肿主要好发于男性患儿。根据流行病学研究显示，婴幼儿肛周脓肿好发于男性患儿，其原因主要与雄激素有关。性激素可以调节人体肛腺的发育及功能。Kamoshida于研究中提出腺泡细胞的发育有明显的雄激素依赖现象存在。Fitzgerald提出母亲在怀孕期间出现一过性激素失调，雄性激素升高，过量的雄激素易导致胎儿的肛腺发育异常。我国母乳喂养率为 18.9%，母乳当中携带的雄激素，导致患儿的肛腺异常增生，黏液分泌旺盛，排泄不畅，失去润滑及免疫的功用。黏液瘀积于肛腺，堵塞肛腺导管，感染随肛腺蔓延至肛管直肠形成肛周脓肿。男性患儿肛腺弯曲，女性患儿肛腺较直黏液不易瘀积，感染较少蔓延至肛管直肠。

佐木志朗等研究了肛管直肠局部免疫功能不全与婴幼儿肛周脓肿发病的关系，提出婴幼儿肛周脓肿发病的重要因素为婴幼儿肛门直肠黏膜局部免疫结构发育不成熟，直肠黏膜IgA减少。现代医学研究表明：复发的肛周脓肿患儿，其体内所含有的IgG、IgM和IgA明显低于正常儿童。由此得出肛周脓肿患儿体液的免疫功能较健康婴幼儿低下。

故从预防角度来讲，针对其发病原因，家属应采取如下措施：①保持婴幼儿肛门局部清洁干燥，每次大便后用婴儿湿巾轻拭臀部。②及时更换尿不湿、使用透气棉质尿不湿使婴幼儿肛门局部阳气散发通畅，不致阳气郁结化热，阻滞气血，热盛肉腐成脓。③推荐母乳喂养，母乳可以有效改变婴幼儿大便性状，避免婴幼儿发生腹泻继发感染。④适当增加婴幼儿活动量，提高其自身免疫力。

综上所述，切开挂线术治疗婴幼儿肛周脓肿能够明显缩短总治疗时间，处理原发内口及感染肛腺，避免肛周脓肿复发形成肛瘘再次手术，是一种安全、有效的手术方式。与此同时，家属关注婴幼儿的饮食、排便等健康状况以及加强患病则及时就医的意识对婴幼儿肛周脓肿的预防和治疗亦起重要作用。

小 结

1. 关于材料与方法

本研究所纳入的 66 例患儿均诊断为肛周脓肿，并严格遵照本研究所制订的纳入标准、排除标准以及剔除标准。两组患儿在性别、年龄及病程方面无统计学意义，具有可比性，为后续的研究提供了合理的依据。针对观测指标给予合理的评分标准，符合疾病的进展。

2. 关于实验结果

两组患儿总有效率分别为100.00%及96.97%，充分说明两组手术方式均有临床疗效，但治疗组总有效率高于对照组，说明治疗组的手术方式针对婴幼儿肛周脓肿的治疗更有效。6 个月后随访患儿发现对照组疾病复发率明显高于治疗组，需要进行二次肛瘘手术。这些实验结果充分说明切开挂线术在治疗婴幼儿肛周脓肿方面相较于切开引流术有明显的优势，为婴幼儿肛周脓肿的手术治疗提供了高效的方法。

3. 关于切开挂线术与切开引流术

本术式是一种慢性引流法。利用橡皮筋的收缩功能，使括约肌与其周围的组织间的脓腔壁勒割开，利于引流通畅及肉芽组织的顺利生长，橡皮筋作为标记物，准确标记内口。婴幼儿换药时依从性差，抗拒换药，有橡皮筋作为标记，使医者在换药过程中能准确寻找手术创口，减少换药带给患儿的痛苦。此术式虽然愈合时间花费较长，但是痊愈率高，复发率低，明显缩短患儿治疗的总时间。相比之下切开引流术虽然操作简单，首次手术愈合快，但复发率高，多于3到6个月后形成肛瘘，甚者形成复杂性肛瘘，需行二次手术，增加患儿痛苦，进而加重家长心理及经济负担。

结 论

经过本临床研究，我们可以得出以下结论：

（1）切开挂线术与切开引流术均能治疗婴幼儿肛周脓肿，但切开挂线术治疗婴幼儿肛周脓肿的临床疗效优于切开引流术，切开挂线术总有效率为100%，痊愈率为93.94%；切开引流术总有效率为96.97%，痊愈率为78.79%。

（2）切开挂线术治疗婴幼儿肛周脓肿的复发率为3.03%，明显低于切开引流术治疗婴幼儿肛周脓肿的复发率为90.91%。

（3）切开引流术首次手术创面愈合较快，相比之下切开挂线术首次手术后创面愈合较慢。但在两次手术总愈合时间方面，切开挂线术明显比切开引流术疗程短。

综上所述，采用切开挂线术治疗婴幼儿肛周脓肿是一种安全、合理、有效的治疗方式，值得临床推广。

电针八髎穴联合生物反馈治疗耻骨直肠肌综合征的临床观察

宁子晨　指导教师：李师

耻骨直肠肌综合征（puborectalis syndrome，PRS）的概念是由Wasserman提出，并完成第一例手术，现代研究证明该病是由于耻骨直肠肌的肌组织肥厚、肌纤维增粗导致肛直角无法正常打开，粪便不能顺利排出而引起的。该病主要症状有缓慢进行加重的排便困难，排便过度用力，排便时间过长，每次达1～2h，粪块细小，便次频繁及有排便不全感。部分患者排便时肛门或骶区疼痛，精神常较紧张，属中医便秘病中“气秘”证型。

在目前的观察中，认为该病的发病原因有耻骨直肠肌周围的组织感染引发炎症侵袭到了耻骨直肠肌，使耻骨直肠肌出现水肿、纤维化、形成瘢痕，失去松弛功能，还有一种观点认为长期地使用泻药和灌肠液，导致直肠的排便感觉阈值增高，阈值的升高使便意减退，耻骨直肠肌长期处于收缩痉挛的状态。

耻骨直肠肌综合征的诊断要点为排粪造影出现“搁架征”，肛直角力排时变小或不变，在2017版的《便秘外科诊治指南》中，耻骨直肠肌的诊治首选为生物反馈疗法和扩肛法，手术指征有：①排粪造影和肛肠肌电图诊断耻骨直肠肌痉挛。②排便困难症状严重，如不符合，不建议手术治疗。可见生物反馈疗法为目前耻骨直肠肌有效的治疗方式。

八髎穴作为治疗便秘重要的穴位，在临床上有广泛的应用，很多古文文献证明了其对便秘的治疗有很好的疗效。在现代医学上，针灸配合电针盒可以加强针灸的刺激作用，起到更好的效果。而针灸疗法是祖国医学在便秘病临床治疗中常用且疗效确定的方法，耻骨直肠肌综合征符合中医“便秘病”中“气秘”的症状，选穴应采取“气秘”选穴。

材料与方法

1.临床资料

1.1 一般资料：本次研究选取2016年9月—2018年12月辽宁中医药大学附属第三医院（辽宁省肛肠医院）就诊，已明确诊断为耻骨直肠肌综合征的60例患者，年龄在18～65岁，平均年龄（46±16）岁；病程0.5～8年，平均病程（1.25±1.06）年，使用随机数字表法将60例患者分为对照组和治疗组，每组各30人，见表1。

表1 分组方案

组别	n
对照组	30
治疗组	30

1.2 纳入标准（参考张东铭《肛肠病学》）：

（1）肛门指诊：在耻骨直肠肌层面有锐利边缘，可触及肥厚的耻骨直肠肌，触痛（+），力排时耻骨直肠肌压迹增深增宽。

（2）排粪造影：静坐与力排时耻骨直肠肌压迹无变化，出现“搁架征”，肛直角不变或者角度减小，肛管长度变长，耻骨直肠肌长度增厚，宽度增宽，钡剂排出不良。

（3）超声：盆底超声可见力排时，肛直角角度无变化或变化角度较小。腔内超声可见耻骨直肠肌部分增宽。

（4）症状：排便间隔长，便质坚硬，排便困难，排便有明显的不尽感，肛门直肠存在阻塞感。

（5）中医诊断标准（《中医内科学》）：耻骨直肠肌综合征符合中医“便秘病”中的“气秘”标准，病机为肝脾气滞，腑气不通导致。（虽符合该症状，但不可证明“气秘”病就是耻骨直肠肌综合征）

（6）主要症状：大便干结，或不甚干结，欲便不得出；或便而不爽，肠鸣矢气，腹中胀痛，嗳气频作，纳食减少，胸胁痞满，舌苔薄腻，脉细弦。

1.3 排除标准：①其他原因混合耻骨直肠肌综合征的便秘。②骶后孔畸形的患者。③依从性差的患者。④针灸不耐受患者。

2.方法

2.1 治疗方法：见表2。

表2 治疗方法

组别	方法
对照组	普通针刺联合生物反馈
治疗组	电针八髎穴联合生物反馈

2.2 电针八髎穴治疗方法：在超声的探头下定位并标记八髎穴的位置，由于俯卧位时，八髎穴需要斜刺，角度小，难度高，故取屈膝侧卧位，选用1.5寸毫针，下、中髎穴采取直刺法，次髎穴向骶后孔斜刺45°、上髎穴斜刺30°，均深刺100mm左右，针刺过后，连接电针盒，选择“疏密波”，电流强度调至患者最大耐受程度，时间20min，10d为1个疗程。

2.3 普通针刺治疗方法：参考《针灸学》选取：双侧天枢、大肠俞、上巨虚、支沟、足三里和太冲穴外加中脘穴，针刺快速破皮后，于真皮层下进行提插捻转，直至得气，不予特殊行针手法，留针20min，10d为1个疗程。

2.4 生物反馈治疗方法：每次针灸治疗后0.5h，进行生物反馈治疗。选用SA9800 VISHEE型生物反馈仪、MyoTrain 5.0生物反馈软件。该仪器主要分为放松、被动和主动3种模式，每次治疗均由3种模式组合完成。其中主动模式采用Kegel模板中“盆底过度活跃型”模板中的“快慢肌训练”；放松模式分为呼吸放松、多媒体放松和音乐放松3种，根据患者自身情况选择其中一种；被动模式分为肌电触发电刺激和神经肌肉电刺激两类。所使用的生物反馈方案为仪器说明书中对于盆底失弛缓型便秘治疗的常规方案，在仪器上按以上顺序依次进行选择，先进行10min的放松模式，再进行10min的肌电触发电刺激（刺激强度为患者有感觉为度），最后使用Kegel模板进行锻炼。

2.5 一般资料对比：见表3~表5。

表3 年龄对比（$\bar{x}\pm s$，岁）

组别	年龄	t	P值
对照组	56 ± 17	0.058	0.954
治疗组	56 ± 14		

注：对照组、治疗组年龄通过t检验，得出$P>0.05$，无统计学差异，具备可比性。

表4 性别对比（例）

组别	男	女	χ^2	P
对照组	11	19	1.684	0.299
治疗组	16	14		

注：通过χ^2检验，$P>0.05$，无统计学差异，数据具备可比性。

表5 病程对比（年）

组别	≤ 4	> 4	χ^2	P
对照组	19	11	0.617	0.601
治疗组	16	14		

注：经χ^2检验，$P>0.05$，无统计学差异，具有可比性。

观察指标

1. 疗效指标

1.1 便秘临床症状评分标准：主要参照文献和2013版《中国慢性便秘诊治指南》，具体评分标准见表6。

表6 便秘临床症状评分标准

	0 分	1 分	2 分	3 分
排便间隔（d）	1 ~ 2	3	4 ~ 5	> 5
Bristol 分型	4 ~ 7 型	3 型	2 型	1 型
排便困难	无	轻度	中度	重度
排便不尽感	无	轻度	中度	重度
肛门直肠阻塞感	无	轻度	中度	重度

注：Bristol分型见附录，其中排便困难、排便不尽感和肛门阻塞感中的症状中，轻度为偶尔有症状，中度为≥25%排便时有症状，重度为≥50%排便时有症状。

1.2 疗效有效率计算方法：

计算公式：

$$便秘临床症状总评分指数=\frac{治疗前总积分-治疗后总积分}{治疗前总积分}\times 100\%$$

治愈标准：便秘临床症状总评分指数降低≥75%

显效标准：50%≤便秘临床症状总评分指数降低＜75%

有效标准：25%≤便秘临床症状总评分指数降低＜50%

无效标准：便秘临床症状总评分指数降低≤25%

总有效率=治愈率+显效率+有效率

1.3 复发指标： 出院2个月后使用表6中的评分标准，对患者的症状进行电话随访，计算出积分。

计算公式：

$$复发指数=\frac{当前症状评分-1个疗程后的症状评分}{当前症状评分}\times 100\%$$

严重复发：复发指数≥75%

中度复发：50%＜复发指数≤75%

轻度复发：25＜复发指数≤50%

无复发：复发指数＜25%

复发率=（复发例数÷总例数）×100%

2.统计方法

采用SPSS 20.0软件，计数资料均以$\bar{x}\pm s$表示，符合正态分布则使用t检验，不符合正态分布使用秩和检验；计数资料用χ^2检验，检验算法采用双侧渐进法，$P<0.05$表示无统计学差异，$P<0.05$表示具备统计学差异，$P<0.01$表示具有显著统计学差异。

结　果

1.疗效结果

1.1 疗效结果： 对照组共完成了30个病例，其中治愈4例，显效3例，有效17例，无效6例；治疗组完成30个病例，其中治愈8例，显效13例，有效8例，无效1例。对照组的有效率为80%，治疗组的有效率为96%。

1.2 治疗前和治疗后的评分对比: 经正态性检验后，发现两组治疗前后的评分不符合正态分布，所以采用秩和检验进行数据对比。

经秩和检验，两组治疗前后的排便间隔、Bristol分型、排便困难、排便不尽感和肛门直肠阻塞感的症状评分对比的$P<0.05$，差异具备统计学意义，治疗后的评分低于治疗前，证明治疗组和对照组所采用的两种疗法对排便间隔、Bristol分型、排便困难、排便不尽感和肛门直肠阻塞感均有改善作用。

对照组和治疗组的治疗后对比中，排便间隔、Bristol分型和排便不尽感的症状评分对比的$P>0.05$，差异不具备统计学意义。排便困难的症状评分对比的$P<0.05$，肛门阻塞感的症状评分对比的$P<0.01$，证明二者具备统计学意义，且由积分可见，治疗组在排便困难和肛门阻塞感中的积分降低趋势较对照组明显。

2.复发率

其中对照组和治疗组各有3人失联，无法计算症状分数。对照组和治疗组有效率、单项对比、前后对比、复发率比较见表7~表10。

表7　对照组和治疗组有效率（例）

组别	例数	治愈	显效	有效	无效	总有效率（%）
对照组	30	4	3	17	6	80
治疗组	30	8	13	8	1	96

注：经χ^2检验，两组$\chi^2=4.043$，$P=0.044<0.05$，差异具有统计学意义。

表8　对照组和治疗组单项对比（$\bar{x}\pm s$，分）

症状	对照组	治疗组	Z值	P值
排便间隔（d）	2.53 ± 0.57	2.57 ± 0.50	−0.200	0.841
Bristol 分型	2.57 ± 0.50	2.57 ± 0.57	−0.000	1.000
排便困难	2.47 ± 0.73	2.47 ± 0.73	−0.050	0.961
排便不尽感	2.47 ± 0.68	2.43 ± 0.57	−0.190	0.850
肛门直肠阻塞感	2.57 ± 0.68	2.53 ± 0.63	−0.215	0.830

注：经秩和检验，排便间隔、Bristol分型、排便困难、排便不尽感和肛门直肠阻塞感的症状积分对比的P值均>0.05，无显著性差异，具有可比性。

表9　对照组和治疗组前后对比（$\bar{x}\pm s$，分）

症状	对照组		治疗组	
	治疗前	治疗后	治疗前	治疗后
排便间隔（d）	2.53 ± 0.57	1.40 ± 1.04	2.57 ± 0.50	1.10 ± 0.84
Bristol 分型	2.57 ± 0.50	1.30 ± 0.95	2.57 ± 0.57	0.90 ± 0.92
排便困难	2.47 ± 0.73	1.63 ± 0.96	2.47 ± 0.73	1.03 ± 0.85
排便不尽感	2.47 ± 0.68	1.77 ± 1.10	2.43 ± 0.57	1.30 ± 0.92
肛门直肠阻塞感	2.57 ± 0.68	1.43 ± 0.73	2.53 ± 0.63	0.90 ± 0.76

注：两组治疗后症状对比经秩和检验，排便间隔$Z=-1.140$，$P=0.254>0.05$；Bristol分型$Z=-1.561$，$P=0.119>0.05$；排便困难$Z=-2.364$，$P=0.018<0.05$；排便不尽感$Z=1.642$，$P=0.104>0.05$；肛门直肠阻塞感$Z=-2.683$，$P=0.007<0.01$。

表10　对照组和治疗组复发率比较（例）

组别	例数	复发	无复发	复发率	χ^2	P
对照组	27	12	15	44.4%	3.000	0.148
治疗组	27	6	21	22.2%		

注：经χ^2检验，$P>0.05$，无明显差异，不具有统计学意义。

讨论与分析

1.八髎穴中医分析

八髎穴位于足太阳膀胱经上，位于一、二、三、四骶后孔中，左右共八穴，故名。最早出自《黄帝内经》，分上髎、次髎、中髎和下髎，脊椎两侧各四个，总共八个，故称八髎穴。髎，孔隙也。耻骨直肠肌综合征属于中医的“便秘病”，八髎穴对于治疗便秘病的古代记载主要在《千金翼方》，文章中的描述为“大小便不利，灸八髎百壮”。《素问·至真要大论篇》曰：“太阴司天，湿淫所盛……大便难，阴气不用。”《素问·厥论》曰：“太阴之厥，腹满膨胀，后不利，不欲食，食则呕，不得卧。”八髎穴治疗便秘在古文中也有记载，《针灸甲乙经》：“腰痛、大便难、飧泄、腰尻中。”《千金方》载：“大小便不解灸八髎。”可见自古以来，八髎穴为治疗便秘的有效穴位。

笔者认为耻骨直肠肌综合征近似于中医“便秘病”中的“气秘”，其主要病机为肝脾气滞。肝气郁结，全身气机不调，气血津液运行不畅，脾气不通，水谷精微布散不畅，又因肝主筋，脾主肉，致使气血津液不能濡养筋肉，出现挛急不利。

八髎穴为足太阳膀胱经上的腧穴，《素问·灵兰秘典论》：“膀胱者，州都之官，津液藏焉，气化则能出矣。”可见足太阳膀胱经是人体津液汇聚之处，也是调整全身津液的重要经络，所以针刺八髎穴可以使津液濡养筋肉，解决筋肉挛急不利，不仅如此，脾脏输布至筋肉的气血汇聚于八髎穴所在之处，所以通过深刺八髎穴外加电针的增强刺激可使该肌肉的气血运行通畅，痉挛得以缓解。

2.八髎穴西医分析

深刺八髎穴可以刺激到骶神经根，骶神经根包含传入神经和传出神经，当针刺激到骶神经根时，传入神经与盆底肌肉的传出神经交汇使患者产生“触电感”向肛门和会阴处放射，再加上电流的强刺激，使耻骨直肠肌松弛。还有一种观点认为，耻骨直肠肌为横纹肌，主要由Ⅰ类肌纤维和Ⅱ类肌纤维组成，Ⅰ类肌纤维被称为慢肌纤维，它具有幅值低、收缩慢和耐疲劳的特性，而Ⅱ类肌纤维为快肌纤维，具有幅值高、收缩快和易疲劳的特性。Ⅰ类肌纤维受γ-运动神经元支配，而Ⅱ类肌纤维由α-运动神经元支配，电针八髎穴的电信号通过刺激传入纤维到达脊髓背角，再将信号传给大脑运动性皮质，从而抑制了脑干网状结构的兴奋性下行传导束功能，使γ-运动神经元和α-运动神经元均受到抑制，耻骨直肠肌得以松弛下来。

3.为何电针八髎穴疗效会优于普通针刺

通过以上可见，八髎穴和普通针刺虽均可以治疗“气秘”，虽符合中医的“肝脾气滞证”，耻骨直肠肌综合征更倾向于筋肉的挛急不利，普通针刺仅能解决肝脾气滞的症状，对耻骨直肠肌的挛急缓解效果不良；电针八髎穴更能针对耻骨直肠肌，再在电针和深刺的作用下，使耻骨直肠肌的松弛效果优于普通针刺。

4.生物反馈分析

生物反馈是一种能将肌电信号转化为波形图中的电压值的仪器，耻骨直肠肌中的1个运动单元包含许多肌肉纤维，电极所对应的电势为所有受支配的纤维所产生的总电势，虽然肌肉纤维数量庞大，但是所有的运动单元的电势叠加为双极性信号，即正、负值的对称分布；不仅如此，生物反馈仪器还可以通过语音指导患者收肛和放松，增加了患者的依从性。

生物反馈的主动训练便是Kegel模板训练，耻骨直肠肌综合征作为盆底失弛缓型便秘的一种，笔者采用的“盆底过度活跃型”模板中的“快慢肌训练”，难度选择根据患者的承受能力而定，大部分患者我们采用了“初中级难度”。

本次使用的生物反馈方案为生物反馈仪器说明书中提及的基本治疗方案，笔者认为该方案的设计原理是先使用10min的放松让耻骨直肠肌的肌电基线相对稳定，在第一次放松的基础上使用肌电触发电刺激，相当于评价患者的放松是否使耻骨直肠肌的表面肌电强度降低至阈值以下，如果超过阈值，说明放松程度不够，患者继续用意识控制其放松，当患者最大程度放松时，再进行主动的模板训练，锻炼患者的排便正常动作，长时间的主动放松和被动放松，再配合肌肉运动的训练，起到肌肉记忆的目的，使耻骨直肠肌力排可以松弛下来。

结　论

（1）电针八髎穴联合生物反馈比普通针刺联合生物反馈治疗耻骨直肠肌综合征更有效。

（2）电针八髎穴联合生物反馈的对于排便困难和肛门阻塞感的治疗效果要优于普通针刺联合生物反馈。

一效膏外敷治疗炎性外痔的疗效观察

杨宇　指导教师：李师

痔，作为人类所特有的常见病、多发病，可根据发病部位分为外痔、内痔和混合痔，临床上又将外痔进一步分为炎性外痔、血栓外痔、结缔组织外痔和静脉曲张外痔四种。炎性外痔是外痔中的一种急症，常由于肛缘皮损或炎症引起，临床症状以肛门皱襞突发的局限性肿块、充血、触痛为主，有少量分泌物，组织突起可单个或多个同时存在。患者自觉肛门部灼痛、坠胀、异物感，便后或劳动过度症状加重，甚则行走活动受限，严重影响其生活质量。现代医学认为炎性外痔常因肛门局部血液循环受阻及淋巴回流障碍，痔静脉丛充血水肿而生成。祖国医学认为本病的形成并不是单纯的局部因素所致，而是由于饮食不节、脏腑虚弱、情志失调、外感邪气、劳逸不当、妊娠多产等，导致气血虚损，阴阳失调，热毒内蕴、肠胃受损，湿热与血瘀共同结聚肛门而发病。

临床治疗炎性外痔可分为早期手术治疗及保守治疗。近年来，随着医学研究的不断深入，关于痔的新的治疗理念已逐渐被越来越多的学者接受，即对有症状的痔治疗的目的是消除或缓解症状，而非根治有病理改变的肛垫。手术治疗组织损伤较大，疗程长，痛苦大，且多数患者对手术治疗存有一定恐惧心理，只有在保守治疗无效后才考虑手术治疗。西医保守治疗以对症治疗为主，如使用1：5000高锰酸钾坐浴，口服或静点抗炎镇痛药和静脉增强剂等，总体疗效一般。中医保守治疗分为内治法和外治法，外治法相比较于内治法，具有药性持久、使用安全、效果直接等优势。膏剂外敷法是中医外治法的一种，主要指将药物制成膏剂后，于病变组织局部直接贴敷的治疗方法。外敷膏剂操作简单，携带方便，使用安全，依从性好，价格相对低廉，易于被广大患者接受。

本研究采用笔者所在医院院内制剂一效膏外敷治疗炎性外痔，取得了较为理想的治疗效果。外敷一效膏直接作用于病变局部以达清热解毒、燥湿收敛、消肿止痛之效，药物有效成分可透皮吸收，发挥改善局部血液循环及淋巴回流的作用，促进患处炎症的消散和吸收。一效膏为临床治疗炎性外痔提供了一种较为理想的制剂，值得在临床上推广应用并做进一步研究。

材料与方法

1.临床资料

1.1 资料来源：本研究所有病例均来自2016年11月—2018年3月于辽宁省肛肠医院门

诊治疗的炎性外痔（湿热下注证）患者。纳入符合标准患者70例，依据就诊时间分别给予其1～70的编号，严格遵循随机和均衡原则，按随机数字表法将患者随机分为治疗组（一效膏组）和对照组（马应龙麝香痔疮膏组）各35例。

1.2 诊断标准：

（1）西医诊断标准：根据隶属于中华医学会外科学分会的结直肠肛门外科学组2006年经学术讨论制定的《痔临床诊治指南》明确诊断。炎性外痔临床症状以肛缘皮肤局限性水肿、触痛、灼热、潮湿、瘙痒为主，通常由肛门局部感染或肛缘皮肤损伤引起，便后或活动过度症状加重，检查肛门皱襞、皮赘充血红肿，并见少量分泌物，肛缘突出组织可单个或多个同时存在。

（2）中医辨证标准：采用国家中医药管理局2012年制定的《中医病证诊断疗效标准》为标准。湿热下注证：肛缘局部肿物隆起，灼热疼痛或有滋水，便稀溏或干结。舌质红，苔黄腻，脉滑数。

1.3 纳入标准：①临床表现符合炎性外痔（湿热下注证）诊断标准。②年龄为18～60岁。③病程不超过3d。④拒绝手术治疗或存在手术禁忌证。⑤知情同意并签署知情同意书。

1.4 排除标准：①患有严重皮肤病或其他可能影响患者预后的肛门部疾病。②过敏体质及对本研究所用药物过敏。③月经期、妊娠期或哺乳期妇女。④合并严重心、脑、肺、肝、肾等重要脏器疾病，糖尿病、恶性肿瘤及精神病患者。⑤已接受其他药物或术式治疗者。

1.5 剔除及脱落标准：①入选后发现不符合纳入标准者。②依从性差，未按规定用药，无法判定疗效或影响疗效判定者。③治疗过程中出现严重不良反应中止试验，或研究中途自行退出、失访者。

2.研究方法

2.1 药物制备：治疗组所用一效膏由医院制剂室制备。药用滑石粉100g，制炉甘石30g，朱砂10g，冰片10g。先将朱砂、冰片研成极细面，徐入制炉甘石粉混匀至色泽一致，再将滑石粉兑入搅拌至含量均匀可得一效散（辽药制字Z07010105），用芝麻油调成膏状即一效膏，备用。

对照组应用收录于《中华人民共和国药典》的马应龙麝香痔疮膏（国药准字Z42021920）作为对比观察药物。主要成分为麝香、牛黄、珍珠、琥珀、硼砂、冰片、炉甘石，具有清热燥湿，活血消肿，去腐生肌之效，临床主要用于痔疮、肛裂、肛周湿疹等病症。

2.2 治疗方法：两组患者每日晨起（排便后）和睡前，均用温水彻底清洁肛门、会阴及周围皮肤，再用软毛巾擦干水分，治疗组患者使用一效膏，对照组患者使用马应龙麝香痔疮膏，2.5～5g均匀外涂于患处，以完全覆盖痔核表面为度，厚度约为2mm，并在其表面敷置凡士林纱条，最后用无菌纱布固定6h。每日换药2次，疗程7d。

治疗前告知患者用药方法及目的，清洗患处时水温不宜过高，避免烫伤。治疗期间嘱两组患者保持大便规律通畅，防止便秘及腹泻，适当休息，避免过度劳累，调整饮食结构，忌食辛辣刺激之品。

2.3 观察指标：

（1）安全性观察：①一般体格检查。②血、尿、便常规检查。③肝、肾功能检查。④治疗过程中有无不良反应，如出现红斑、水疱、瘙痒等皮肤过敏症状。

（2）疗效性观察：为更加准确地判定临床疗效，本研究将根据两组患者的主要症状及相关体征进行量化评分。①肛门疼痛评分：根据患者的主观感受，采用在我国临床使用较为广泛的视觉模拟评分法（visual analogue scale，VAS）进行疼痛效果评价。VAS法是使用一条10cm的纸条按直尺分段，两边分别标为0分端和10分端，0分表示无痛，10分表示无法承受的极度的疼痛。门诊使用时，让患者在纸条上没有刻度的一面标示出能代表自己疼痛水平的相应位置，根据其标出的位置由医师记录分数，临床评定以1～3分为轻度疼痛，4～6分为中度疼痛，7～10分为重度疼痛。②肛缘水肿评分。不存在水肿或红肿已消失：0分；轻度充血水肿（＜1/4肛周面积）：2分；中度充血水肿（1/4～1/2肛周面积）：4分；重度充血水肿（＞1/2肛周面积）：6分。③肛门坠胀、异物感评分。几乎无异物感：0分；偶有坠胀、异物感：2分；时常感觉到坠胀、异物感，但不影响正常休息、工作：4分；肛门坠胀、异物感明显，已影响休息、工作：6分。

两组分别于用药前第1天，用药后第3天，第7天各观测患者症状和体征1次。

2.4 疗效判定标准：参照《中医病证诊断疗效标准》，根据治疗前后的症状、体征变化情况，按照疗效性观察指标及评分标准，将疗效判定标准分为：

治愈：症状与体征均消失或基本消失，疗效指数≥95%。

显效：症状与体征明显改善，95%＞疗效指数≥70%。

好转：症状与体征均有好转，70%＞疗效指数≥30%。

无效：症状与体征均无明显改变，甚至加重，疗效指数＜30%。

$$\text{疗效指数（尼莫地平法）}=\frac{\text{治疗前积分}-\text{治疗后积分}}{\text{治疗前积分}}\times 100\%$$

$$\text{总有效率}=\frac{\text{治愈例数}+\text{显效例数}+\text{好转例数}}{\text{总例数}}\times 100\%$$

2.5 统计方法：采用SPSS 19.0软件对数据进行统计学处理分析，计量资料以$\bar{x} \pm s$表示，采用t检验；计数资料采用χ^2检验；等级资料比较用秩和检验。$P<0.05$时表示差异具有统计学意义。

实验结果

1.一般资料分析

治疗组中男性20例，女性15例；年龄19～60岁，平均（40.63±13.07）岁；病程1～3d，平均（1.77±0.84）d。对照组中男性21例，女性14例；年龄18～60岁，平均（41.86±12.87）岁；病程1～3d，平均（1.80±0.80）d。

比较两组患者的一般资料，在性别、年龄、病程等方面差异无统计学意义（$P>0.05$），具有可比性。详细情况见表1、表2、表3。

表1 两组性别分布比较（例）

组别	性别		合计
	男	女	
治疗组	20	15	35
对照组	21	14	35
合计	41	29	70

注：一效膏组患者与马应龙麝香痔疮膏组患者性别分布无显著性差异（$P>0.05$），具有可比性。

表2 两组年龄比较

组别	年龄分布（例）				合计（例）	平均年龄（$\bar{x} \pm s$，岁）
	18～30岁	31～40岁	41～50岁	51～60岁		
治疗组	11	6	6	12	35	40.63±13.07
对照组	7	10	5	13	35	41.86±12.87
合计	18	16	11	25	70	

注：一效膏组患者与马应龙麝香痔疮膏组患者年龄无显著性差异（$P>0.05$），具有可比性。

表3 两组患者病程比较

病程构成	病程分布（例）			合计（例）	平均病程（$\bar{x} \pm s$，d）
	1d	2d	3d		
治疗组	17	9	9	35	1.77±0.84
对照组	15	12	8	35	1.80±0.80
合计	32	21	17	70	

注：一效膏组患者与马应龙麝香痔疮膏组患者病程无显著性差异（$P>0.05$），具有可比性。

1.2 研究结果分析：

（1）两组疗效比较。治疗期间无脱落病例。治疗组治愈率为28.57%，总有效率为97.14%；对照组治愈率为17.14%，总有效率为88.57%，两组间疗效比较有显著性差异（$P<0.05$），见表4。

（2）两组治疗前后症状及体征评分比较。一效膏组患者与马应龙麝香痔疮膏组患者治疗前症状及体征评分差异无统计学意义（$P>0.05$），具有可比性；两组治疗后症状及体征评分均明显减少（$P<0.05$）；治疗后一效膏组症状及体征改善情况明显优于马应龙麝香痔疮膏组（$P<0.05$）。见表5、表6、表7。

1.3 不良反应：

治疗组在治疗前后血、尿、便常规，肝、肾功能检查，实验室指标均无明显变化。观察过程中两组患者均无明显不良反应或毒副作用。

表4　两组疗效比较（例，%）

组别	例数	治愈	显效	好转	无效	总有效率(%)
治疗组	35	10（28.57）	17（48.57）	7（20.00）	1（2.86）	97.14
对照组	35	6（17.14）	12（34.29）	13（37.14）	4（11.43）	88.57

注：两组间疗效比较有显著性差异（$P<0.05$），一效膏组总有效率优于马应龙麝香痔疮膏组。

表5　两组肛门疼痛程度评分比较（$\bar{x}\pm s$，分）

组别	用药前 1d	用药第 3d	用药第 7d
治疗组	6.89 ± 1.64	4.03 ± 1.56	1.83 ± 1.92
对照组	6.86 ± 1.44	4.80 ± 1.53	2.83 ± 1.90

注：一效膏组患者与马应龙麝香痔疮膏组患者用药前1d肛门疼痛评分比较，差异无统计学意义（$P>0.05$）；两组间用药后第3、第7d肛门疼痛评分比较，均有显著性差异（$P<0.05$）；两组内治疗前后肛门疼痛评分比较，均有显著性差异（$P<0.05$）。

表6　两组肛缘水肿程度评分比较

组别	用药前 1d	用药第 3d	用药第 7d
治疗组	4.40 ± 1.35	2.40 ± 1.26	0.91 ± 1.12
对照组	4.46 ± 1.20	3.03 ± 1.12	1.49 ± 1.22

注：一效膏组患者与马应龙麝香痔疮膏组患者用药前1d肛缘水肿评分比较，差异无统计学意义（$P>0.05$）；两组间用药后第3d、第7d肛缘水肿评分比较，均有显著性差异（$P<0.05$）；两组内治疗前后肛缘水肿评分比较，均有显著性差异（$P<0.05$）。

表7　两组肛门坠胀、异物感程度评分比较（$\bar{x}\pm s$，分）

组别	用药前 1d	用药第 3d	用药第 7d
治疗组	4.06 ± 1.49	1.77 ± 1.17	0.29 ± 0.86
对照组	4.06 ± 1.41	2.46 ± 1.29	0.91 ± 1.22

注：一效膏组患者与马应龙麝香痔疮膏组患者用药前1d肛门坠胀、异物感评分比较，差异无统计学意义（$P>0.05$）；两组间用药后第3d、第7d肛门坠胀、异物感评分比较，均有显著性差异（$P<0.05$）；两组内治疗前后肛门坠胀、异物感评分比较，均有显著性差异（$P<0.05$）。

讨 论

1. 本研究选择病例种类

炎性外痔的中医证型分为湿热下注证、气滞血瘀证、脾虚气陷证三类，临床中以湿热下注型最为常见。湿热下注型炎性外痔治宜清热利湿，消肿止痛，恰与一效膏主要功效相符。且选择单一证型患者进行研究，有利于突出该证候的特征性症状和所研究药物辨证施治的特异性效果。故本研究选用湿热下注型炎性外痔患者进行一效膏外敷的临床疗效观察。

2. 一效膏的组方分析及现代药理研究

一效膏为辽宁中医药大学各附属医院院内制剂，是享有“疮王”之称的老中医王品三的祖传方药，由制炉甘石、滑石粉、朱砂、冰片经芝麻油调和而成。一效散及一效膏广泛地应用于各种中医外科疾病的治疗，具有清热解毒、燥湿收敛、消肿止痛等疗效。

一效膏组方中以制炉甘石为主药。炉甘石性味甘平，归肝、脾经，具有解毒明目退翳，收湿止痒敛疮之功效，常用于目赤翳障、溃疡不敛、皮肤湿疮等，主要成分为碳酸锌及少量的钙、氧化镁、氧化铁等。《本草纲目》记载其功效为“止血，消肿毒，生肌，明目，去翳退赤，收湿除烂”。炉甘石经炮制可将含有的碳酸锌部分转化为氧化锌，现代研究表明，氧化锌具有明显的杀菌效果，可有效抑制金黄色葡萄球菌的生长。为吸收创面的分泌物临床多外用制炉甘石，除防腐、收敛、止痒、保护创面的作用外，同时还可以促进新生毛细血管的生成，改善局部血液循环，从而加速皮肤创面的愈合。

滑石粉性寒，味甘，入胃、膀胱经，有清热祛暑，利窍通淋，收湿敛疮之功效，治暑热烦渴，小便不利，皮肤湿烂等症。现代研究表明，滑石粉为硅酸盐类矿物，主要成分为水合硅酸镁，可以保护皮肤及黏膜，并对伤寒杆菌和副伤寒杆菌有抑制作用。滑石粉细腻光滑，在本方中作为另一味主药，外用于患处能形成被膜，可防止异物刺激，吸收分泌物，促进结痂。

朱砂，甘，微寒，有小毒，归心经，外用能清热解毒，敛疮生肌。朱砂为硫化物类矿物辰砂族辰砂，主要成分为硫化汞并含有锌、钡、镁、铁等微量元素，外用时有抑制细菌生长，减轻炎症反应，促进生长因子分泌的作用。现代毒性研究表明，外用朱砂的安全性高于内服，在其毒副作用报道中，除部分过敏外，几乎没有外用朱砂中毒的记载。

冰片味辛、苦，性寒，入心、肺经，可芳香发散、消肿止痛、防腐生肌。《医林纂要》中指出冰片“性走而不守，亦能生肌止痛”，多用作引佐药，引诸药入腠理以增加治疗效果。冰片中主要成分为龙脑和异龙脑，现代研究表明，冰片是一种有效的透皮促进剂，并具有抗炎、镇痛、抗菌的作用，可有效抑制分泌物渗出及组织水肿，在肛肠科临床治疗中应用广泛。

芝麻油，即香油，味甘，性平，具有润燥通便，解毒生肌的功效。李时珍在《本草纲目》中提到“入药以乌麻油为上，白麻油次之”。香油中含有大量维生素E、不饱和脂肪酸和芝麻木酚素，具有抑菌和抗氧化的双重作用，并可有效地修复上皮组织，维护毛细血管通透性，改善局部血液循环。

制炉甘石与滑石粉合用，在燥湿生肌的基础上，加强了消炎抑菌、去腐生新的功能；朱砂配伍冰片外用，能起到清热止痛、解毒消肿的功效。诸药以香油赋形，生肌润肤，共奏清热解毒、燥湿收敛、消肿止痛之功。

3.一效膏外敷治疗炎性外痔的机制和疗效分析

由于炎性外痔发于消化道及血液循环的末端，局部气血运行不足，相较于西医全身用药，以一效膏局部外敷治疗本病，药物有效成分能够透过皮肤或创面组织吸收直接作用于病灶，达到清热解毒、燥湿收敛、消肿止痛的治疗目的。且外敷药物不通过肝脏代谢，避免了肝脏的首过效应，无胃肠道反应，对机体损伤小，是治疗痔疾的重要方法。敷药前采用温水清洗患处，可以清洁肛门周围皮肤，清除粪便中消化酶及肠道微生物对皮肤的刺激作用，还可以依靠热力作用使肛门皮肤黏膜毛细血管组织扩张，血液循环和淋巴回流通畅，一效膏能有效渗透和吸收，在患处更好地发挥药效。

一效膏是在大量临床实践基础上疗效确切的经验方。从总体疗效分析，本研究治疗组总有效率为97.14%，对照组总有效率为88.57%，两组间疗效比较有显著性差异（$P<0.05$），说明一效膏外敷治疗炎性外痔总体疗效优于对照组。从治疗前后症状及体征评分分析，两组患者治疗前症状及体征评分差异无统计学意义（$P>0.05$），具有可比性；两组治疗后症状及体征评分均明显减少（$P<0.05$）；治疗后第3天、第7天治疗组在疼痛、水肿、异物感方面改善情况明显优于对照组（$P<0.05$），说明一效膏外敷在改善炎性外痔症状及体征上优于对照组。

4.问题与展望

综上所述，一效膏外敷治疗炎性外痔能在短期内缓解疼痛及水肿，疗效确切，免除了手术的痛苦，且操作简单，使用安全，依从性好，价格低廉，无毒副作用，值得在临床推广应用。

由于条件限制，本临床研究观察病例数较少，缺乏客观量化指标，对复发率及远期疗效尚无全面的统计，对研究结果的客观性有一定影响。本次的研究结果还需在进一步增大样本的基础上，进行多中心和随机的临床试验，并增加长期随访以便判断其预后。建立更为完善的科研设计方案，从而为临床推广一效膏外敷治疗炎性外痔奠定坚实基础。

结 论

（1）一效膏组在治疗炎性外痔总体疗效优于马应龙麝香痔疮膏组。

（2）一效膏组在改善炎性外痔肛门疼痛、肛缘水肿、肛门坠胀和异物感方面疗效优于马应龙麝香痔疮膏组。

（3）一效膏外敷治疗炎性外痔过程中未见明显毒副作用或肛门局部皮肤过敏反应，安全可靠。

（4）一效膏外敷治疗炎性外痔疗效确切，操作简单，依从性好，价格低廉，值得在临床推广应用。

一效膏外敷治疗血栓性外痔的临床疗效观察

赵杨芳　指导教师：李师

在我国，痔作为一种多发、常见的肛肠科疾病，其患病率和年龄增长成正比。据流行病学的普查数据显示，从2247份调查问卷表中统计出肛肠疾病的总发病率达 33.16%，而痔的发病率在其中占62.01%。血栓性外痔在中医文献中的认识归属于“痔”“葡萄痔”以及“牡痔”等疾病的论述中。最早在《黄帝内经》中即有关于痔的成因描述，“筋脉横解，肠澼为痔”，认为痔的发生是血管曲张扩大血液瘀积造成的。

血栓性外痔是外痔的其中一种分型，已被卫健委最先列入“单病种”之一。血栓性外痔发在齿状线以下，因痔外静脉破裂出血在皮下瘀结凝滞而成的血块。临床表现为肛门缘突然起一暗紫色小肿物，剧烈疼痛。行走或坐下时姿势受限，甚至咳嗽时疼痛程度也会加深。目前西医以手术为主，但术后易引发创缘水肿、出血等并发症，创口又引起患者的持续疼痛感。中医认为血栓性外痔与饮食、情志、久站久蹲、负重过多、妊娠分娩、大便困难等有关，病机复杂，但致病因素主要与血热妄行，瘀血阻滞有关，将本病辨为血热瘀结证，其治疗以清热凉血，消肿止痛，活血化瘀为原则。中医以膏剂外敷、中药熏洗、针灸、挤压等特色中医疗法治疗，相比于西医单纯切除病灶区，中医药治疗血栓性外痔明显优于西医，且中医药治疗本病无副作用，复发率低，并在一定程度上减少了手术对患者精神及经济造成的压力，中医药治疗本病有着绝对的优势。

由于血栓性外痔严重时表面可有轻微糜烂出血，若合并感染时，还可造成肛瘘的形成，若失治误治可能引起出血，严重会造成失血性休克，所以对于血栓性外痔的治疗也变得尤为重要。导师李师教授在治疗肛门直肠病方面经验丰富，在中医辨证论治理论基础上，根据临床观察并结合现代药理研究，将功效为清热凉血、消肿止痛、活血祛腐及解毒生肌的一效膏用于血栓性外痔的治疗上。油膏外敷直接使药物和病灶结合，药效直达皮下，起效快。一效膏为辽宁省肛肠医院院内制剂，多次以主药或辅药的方式广泛应用于肛肠科疾病的治疗当中，疗效显著。导师李师教授认为一效膏外敷治疗血栓性外痔，能有效地消除肿痛，促进血栓吸收，缩短患者痛苦时间。现将一效膏外敷治疗血栓性外痔的临床疗效观察报道如下：

资料与方法

1.病例选取标准

1.1 诊断标准：

（1）西医诊断标准：参照《外科学》“十二五”普通高等教育本科国家级规划教材（2013）。肛门不适，潮湿不洁，偶有瘙痒。若发生血栓形成及皮下血肿有剧痛，则称为血栓性外痔。

（2）中医诊断标准：参照《中医外科学》普通高等教育“十一五”国家级规划教材（2002.8）。

临床症状：痔外的静脉破裂后出血，血液瘀滞皮下而形成的血凝块。特点为肛门部突然疼痛剧烈，难忍，可见暗紫色小血块。好发于膀胱截石位3、9点位。

血热瘀结证中医辨证标准：

主证：肛缘突起小肿物，色暗紫，疼痛剧烈，难以忍受，自觉肛门坠胀感。

兼证：口渴、便秘。

舌象：舌质紫，苔薄黄。

脉象：脉弦涩。

1.2 专科检查：

视诊：肛缘外形不整，在肛缘膀胱截石位的3点和9点方向可见有突起状肿物，形如葡萄，大小不等，界限清楚，形状不规则，色暗紫，皮下水肿区隆起饱满光亮。

指诊：触摸质硬，可及小肿块，疼痛较明显。

1.3 纳入标准：①符合上述中医、西医诊断标准的血栓性外痔。②符合中医血热瘀结型诊断标准。③年龄16～65岁，男女不限。④病程不超过3d。⑤肛门功能及形态正常。⑥既往无肛周皮肤破损史及皮肤过敏史。⑦患者自愿参加本项临床研究，能积极配合治疗，依从性好，且签署知情同意书。

1.4 排除标准：①年龄小于16周岁或大于65周岁。②不符合血栓性外痔的中医、西医诊断标准；中医证型不属于血热瘀结证。③合并1种及其以上肛门部其他疾病患者，如内痔嵌顿、肛裂、直肠癌等。④合并心脏血管和脑血管性疾病以及严重肝肾疾病者。⑤肝炎、结核、艾滋病、尖锐湿疣等传染性疾病者。⑥伴有精神类疾病及易过敏体质患者。⑦妊娠期、哺乳期或月经期女性。⑧长期服用抗生素药物者。

1.5 剔除及终止标准：①治疗期间对用药某一成分过敏并出现不良反应及并发症等，影响后续治疗者，即终止研究。②治疗期间，患者主动提出退出该项实验。③资料不全，影响疗效判定及统计结果。④患者自身依从性较差，不能遵从医嘱进行正确治疗。

2.临床资料

2.1 病例来源：本研究的60例患者均来源于2017年10月—2018年10月期间在辽宁中医药大学附属第三医院（辽宁省肛肠医院）的肛肠科门诊就诊并符合纳入标准的患者。

2.2 病例分组：根据纳入标准选出符合研究的观察患者60例，并按照门诊就诊的先后顺序做标记，按照随机数字表法进行临床分组：治疗组（一效膏组）30例。对照组（马应龙麝香痔疮膏组）30例。

2.3 基本资料：

（1）性别。在本次研究病例中，治疗组的男性和女性数分别为14例和16例；对照组的男性和女性分别为15例和15例。两组病例性别分布（表1）。

表1　两组性别比较（例）

组别	男	女	组间比较
治疗组	14	16	P=0.800
对照组	15	15	

经t检验，$P=0.800>0.05$，说明两组在性别分布上对比无统计学意义，具有可比性。

（2）年龄。在本次研究患者中，治疗组的年龄最大与最小分别为52周岁和21周岁；对照组的年龄最大与最小分别为50周岁和26周岁。两组病例年龄分布（表2）。

表2　两组年龄比较（$\bar{x}\pm s$，岁）

组别	年龄	组间比较
治疗组	36.67 ± 8.52	P=0.623
对照组	35.63 ± 7.68	

经t检验，$P=0.623>0.05$，说明两组在年龄分布上对比无统计学意义，具有可比性。

（3）病程。在本次研究患者中，治疗组的病程最长与最短分别为3d和1d；对照组的病程最长与最短分别为3d和1d。两组病例病程分布（表3）。

表3　两组病程比较（$\bar{x}\pm s$，d）

组别	病程	组间比较
治疗组	1.97 ± 0.72	P=0.074
对照组	2.30 ± 0.70	

经t检验，P=0.074＞0.05，说明两组在病程分布上对比无统计学意义，具有可比性。

（4）血栓数量。在本次研究患者中，治疗组的血栓数量最多与最少分别为2个和1个；对照组的血栓数量最多与最少分别为2个和1个。两组病例血栓数量分布（表4）。

表4　两组血栓数量比较（$\bar{x} \pm s$，个）

组别	血栓	组间比较
治疗组	1.60 ± 0.49	P=0.203
对照组	1.43 ± 0.50	

经t检验，P=0.203＞0.05，说明两组在血栓数量分布上对比无统计学意义，具有可比性。

3.治疗方法

3.1　药物制备：一效膏的制作由一效散（院内制剂，辽药制字Z20160015）经由香油调和而成。主要成分：煅炉甘石、冰片、朱砂、滑石粉，香油。马应龙麝香痔疮膏（马应龙药业集团股份有限公司，国药准字Z42021920）。主要成分：麝香、牛黄、硼砂、珍珠、煅炉甘石、冰片。

3.2　给药方法：

治疗组：先用清水清洗肛门部，再用无菌纱布轻拭至无水渍后，取一效膏适量直接涂抹于患处（每个血栓上敷2.5g左右，涂抹均匀），再用无菌纱布覆盖，医用胶布固定。每日2次用药治疗。

对照组：先用清水清洗肛门部，再用无菌纱布轻拭至无水渍后，取马应龙麝香痔疮膏适量直接涂抹于患处（每个血栓上敷2.5g左右，涂抹均匀），再用无菌纱布覆盖，医用胶布固定。每日2次用药治疗。

3.3　治疗疗程：皆治疗1个疗程（7d）。

3.4　注意事项：

（1）治疗期间不可再服用或外用其他药物，以防影响研究结果。

（2）治疗期间，宜清淡饮食，忌食辛辣生冷食物，保持心情愉悦，注意肛门周围卫生，注意休息，切勿大幅度运动。

4.观察指标及评分标准

4.1　观察指标：

（1）疗效性指标：治疗前后疼痛程度、肿胀程度、异物感、局部皮肤颜色变化情况；治疗1个疗程7d后的总疗效。

（2）安全性观测：用药前后分别对血、尿、便常规以及心电图，肝、肾功能等指标各检查1次。为了正确评价药物治疗的可行性与安全性，对治疗过程中发生的不良反应要给予及时记录。

4.2 评分标准：

（1）疼痛程度评分标准：采用视觉模拟评分法（visual analogue scale，VAS），使用标尺标记，其长10cm，一格为1cm，共10格，每一格用0～10的数字标记，各代表一定程度的疼痛。0表示无痛，10表示剧痛，不可忍受。嘱患者凭自己的疼痛情况，在标尺上标出对应的位置。

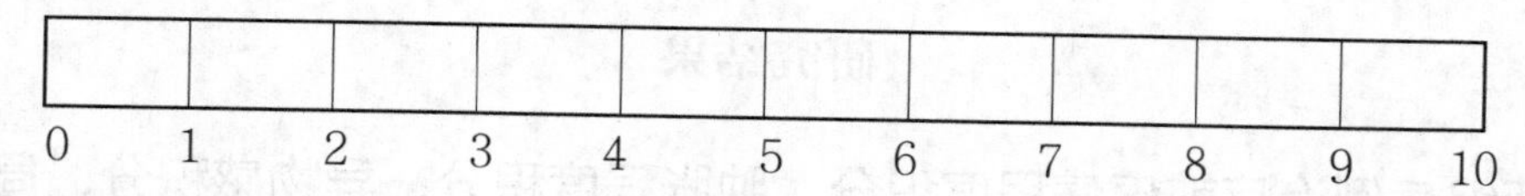

0级：0分，无痛。

2级：1～3分，轻度疼痛，肛门部疼痛还可忍受，睡眠不受影响，无显著情绪波动。

4级：4～6分，疼痛明显，难以忍受，影响睡眠质量及生活质量，情绪有波动，口服一般止痛药疼痛症状可缓解。

6级：7～10分，疼痛剧烈，表情痛苦，不能入睡，生活起居受到严重影响，口服一般止痛药治疗效果不佳。

（2）肿胀程度评分标准。正常：0分，无肿胀。轻度：2分，肿胀平均直径＜0.5cm。中度：4分，0.5cm≤肿胀平均直径＜1cm。重度：6分，肿胀平均直径≥1cm。

（3）异物感情况评分标准。正常：0分，无异物感。轻度：2分，不明显。中度：4分，较明显。重度：6分，特别明显。

（4）局部皮肤颜色变化评分标准。正常：0分，颜色为正常皮肤颜色。轻度：2分，颜色为暗红色。中度：4分，颜色为青紫色。重度：6分，颜色为暗紫色。

（5）疗效评定标准。根据《中药新药临床研究指导原则》，将疗效指数用治疗前血栓性外痔的症状积分和治疗后血栓性外痔的症状积分计算。根据计算出的疗效指数，将疗效评价标准拟定为4个方面。治愈：中医临床症状和体征消失或基本消失，疗效指数≥95%。显效：中医临床症状和体征显著改善，70%≤疗效指数＜95%。有效：中医临床症状和体征皆有好转，30%≤疗效指数＜70%。无效：中医临床症状和体征皆无明显改善，甚至加重，疗效指数＜30%。

注：

$$\text{疗效指数}=\frac{\text{治疗前积分}-\text{治疗后积分}}{\text{治疗前积分}}\times 100\%$$

5. 统计学方法

应用SPSS 20.0软件对研究中所有数据进行分析，计量资料数据采用（$\bar{x} \pm s$）表示，对计量资料先行正态分布以及方差齐性检验，若符合正态性和方差齐性采用两独立样本t检验，若不符合，采用秩和检验；等级资料采用秩和检验；计数资料用卡方检验。双侧检验，当$P < 0.05$时表示有差异，有统计学意义；当$P > 0.05$时表示差异性不明显，无统计学意义。

研究结果

1. 两组病例治疗前疼痛程度积分、肿胀程度积分、异物感积分、局部皮肤颜色积分对比

经秩和检验，两组在治疗前，疼痛程度积分、肿胀程度积分、异物感积分、局部皮肤颜色积分的组间比较，均无统计学差异（$P > 0.05$），具有可比性，见表5。

表5　两组治疗前疼痛程度积分、肿胀程度积分、异物感积分、局部皮肤颜色积分对比（分）

症状	组别（n）								组间比较
	治疗组				对照组				
等级评分	0	2	4	6	0	2	4	6	P
疼痛程度	0	0	15	15	0	0	10	20	P=0.305
肿胀程度	0	1	16	13	0	0	19	11	P=0.808
异物感	0	0	25	5	0	0	19	11	P=0.082
局部皮肤颜色	0	0	18	12	0	0	24	6	P=0.094

2. 两组病例治疗后疼痛程度积分对比

分别对两组病例治疗后1、3、7天的疼痛程度积分数据记录并进行统计学分析（表6）。分别在治疗后第1、3、7天对以上两组的疼痛程度积分进行对比。经秩和检验结果显示：在第1天时P=0.000 < 0.05，两组具有统计学差异；在第3天时，P=0.000 < 0.05，两组具有统计学差异；在第7天时：P=0.018 < 0.05，两组具有统计学差异。

表6　两组治疗后疼痛程度积分对比（分）

N	治疗进程	治疗组				Z	对照组			
		0	2	4	6		0	2	4	6
60	第 1 天	1	16	13	0	−4.796	0	1	22	7
60	第 3 天	12	17	1	0	−5.010	14	16	0	0
60	第 7 天	20	9	1	0	−2.371	10	20	0	0

3. 两组病例治疗后肿胀程度积分对比

分别对两组病例治疗后第1、3、7天肿胀程度积分数据记录并进行统计学分析（表7）。分别在治疗后第1、3、7天对以上两组的肿胀程度积分进行对比。经秩和检验结果显示：在第1天时P=0.000＜0.05，两组具有统计学差异；在第3天时，P=0.000＜0.05，两组具有统计学差异；在第7天时：P=0.017＜0.05，两组具有统计学差异。

表7　两组治疗后肿胀程度积分对比（分）

n	治疗进程	治疗组				Z	对照组			
		0	2	4	6		0	2	4	6
60	第 1 天	2	20	7	1	−4.986	0	2	24	4
60	第 3 天	13	15	1	1	−4.386	0	17	12	1
60	第 7 天	23	5	1	1	−2.389	14	9	7	0

4. 两组病例治疗后异物感积分对比

分别对两组治疗后第1、3、7天异物感积分数据记录并进行统计学分析（表8）。分别在治疗后第1、3、7天对以上两组的异物感积分进行对比。经秩和检验结果显示：在第1天时P=0.000＜0.05，两组具有统计学差异；在第3天时，P=0.000＜0.05，两组具有统计学差异；在第7天时：P=0.083＞0.05，两组无统计学差异。

表8　两组治疗后异物感积分对比（分）

n	治疗进程	治疗组				Z	对照组			
		0	2	4	6		0	2	4	6
60	第 1 天	3	21	6	0	−5.416	0	3	22	5
60	第 3 天	15	13	2	0	−4.902	0	15	15	0
60	第 7 天	20	8	2	0	−1.731	14	10	6	0

5. 两组病例治疗后局部皮肤颜色积分对比

分别对两组治疗后第1、3、7天局部皮肤颜色变化积分数据记录并进行统计学分析（表9）。分别在治疗后第1、3、7天对以上两组的局部皮肤颜色变化积分进行对比。经秩和检验结果显示：在第1天时P=0.000＜0.05，两组具有统计学差异；在第3天时，P=0.000＜0.05，两组具有统计学差异；在第7天时：P=0.028＜0.05，两组具有统计学差异。

表9　两组治疗后局部皮肤颜色积分对比（分）

n	治疗进程	治疗组				Z	对照组			
		0	2	4	6		0	2	4	6
60	第 1 天	0	17	13	0	−4.277	0	2	25	3
60	第 3 天	8	19	3	0	−4.025	0	15	13	2
60	第 7 天	20	7	3	0	−2.198	11	14	3	2

6. 对治疗组治疗前与治疗1个疗程后症状积分对比

通过t检验，对治疗组治疗前与治疗1个疗程后症状的积分进行对比，结果显示：P值均等于0（$P<0.05$），通过组内比较，差异具有统计学意义（表10）。

表10　治疗组治疗前与治疗1个疗程后症状积分对比（$\bar{x}\pm s$，分）

	疼痛程度	肿胀程度	异物感	局部皮肤颜色
治疗前	5.00 ± 1.017	4.80 ± 1.126	4.33 ± 0.758	4.80 ± 0.997
治疗后	0.73 ± 1.112	0.67 ± 1.422	0.80 ± 1.243	0.87 ± 1.358
t	18.582	14.421	14.253	13.320
P	0.000	0.000	0.000	0.000

7. 对照组治疗前与治疗1个疗程后症状积分对比

通过t检验，对对照组治疗前与治疗1个疗程后症状的积分进行对比，结果显示：P值均等于0（$P<0.05$），通过组内比较，差异具有统计学意义（表11）。

表11　对照组治疗前与治疗1个疗程后症状积分对比（$\bar{x}\pm s$，分）

	疼痛程度	肿胀程度	异物感	局部皮肤颜色
治疗前	5.27 ± 0.980	4.73 ± 0.980	4.73 ± 0.980	4.40 ± 0.814
治疗后	1.33 ± 0.959	1.53 ± 1.634	1.47 ± 1570	1.73 ± 1.721
t	19.372	9.798	11.062	10.269
P	0.000	0.000	0.000	0.000

8. 两组病例治疗1个疗程后血栓性外痔症状总积分对比

通过t检验，对两组治疗1个疗程后血栓性外痔症状总积分进行对比（表12）。结果显示：治疗组在疼痛程度、肿胀程度、局部皮肤颜色积分上与对照组相比降低更明显（$P<0.05$），差异有统计学意义，而在异物感积分上（$P>0.05$），差异无统计学意义。

表12　治疗1个疗程后症状总积分对比（$\bar{x}\pm s$，分）

组别	疼痛程度	肿胀程度	异物感	局部皮肤颜色
治疗组	0.73 ± 1.112	0.67 ± 1.422	0.80 ± 1.243	0.87 ± 1.358
对照组	1.33 ± 0.959	1.53 ± 1.634	1.47 ± 1.570	1.73 ± 1.721
组间比较	P=0.029	P=0.032	P=0.073	P=0.034

9. 两组病例各治疗1个疗程后的总疗效对比

总有效率=[（痊愈+显效+有效）]÷总病例数×100%。通过秩和检验得出，Z=−2.664，P=0.008（$P<0.05$），具有统计学意义，且治疗组的总疗效优于对照组（表13）。

表13　两组治疗后临床总疗效对比（例）

组别	例数	治愈	显效	有效	无效	总有效率（%）
治疗组	30	11	16	1	2	93.33
对照组	30	4	15	7	4	86.67

10.两组治疗后的安全性观察

在疾病的治疗过程中，两组患者在治疗前后均未有皮肤红肿、瘙痒等不良反应的发生，治疗后血、尿、便常规，心电图，肝、肾功能等各项指标与治疗前对比无明显差异。以上说明两组药物在治疗血栓性外痔时无毒副作用，属于安全可靠的。

讨　论

祖国医学关于痔的论述最早可以从《山海经》中找到，随着历代医家的不断发现与总结，《医宗金鉴》中关于痔的种类记载已经有24种。现代依据发病部位将痔归为内痔、外痔和混合痔。由于痔是一种复发率比较高的疾病，临床学者认为，痔的治疗以减轻和消除主要症状为目的，并非根治，症状的解除比改变其大小更有意义，并以此作为治疗效果的标准，所以临床上对于痔的治疗应以保守疗法为主。

血栓性外痔是外痔的其中一种分型，发病率高，因其症状明显表现痛苦且发病部位特殊而受关注。中医认为本病因情志过极、饮食不节（饮酒、多食辛辣制品）、托举重物、久站、久行、久蹲、大便困难等导致气血运行不畅，血热瘀积，气血壅滞，筋脉纵横交错，结聚不散而成。西医则认为血栓性外痔形成的原因多与先天静脉壁较薄、肛缘位发生炎性感染、腹部压力增加、肛门周围血液回流不畅、胃肠功能受损等因素有关。综上原因，能使痔外静脉丛血管弹性减弱，压力增大而血管破裂者，都能造成血栓性外痔的发生。基于血栓性外痔的主要就诊症状为疼痛，有肿物突起，所以治疗多遵从“清热凉血，消肿止痛，活血化瘀”之法。

西医治疗主要以手术为主，随着医疗水平的发展，术式有所改进，如：把传统的血栓外痔剥离术改为新型的切剥缝合术等，临床疗效明显，手术带来的并发症有所减少，但无论哪种术式的治疗，手术造成的创伤性疼痛影响着患者的睡眠质量，因此而产生的焦虑情绪反又加重疼痛，手术带来的痛苦仍然让人“谈痔色变”。考虑到时间、精力、金钱等因素，人们更希望用痛苦小，用时短，费用少，疗效好的保守疗法治疗。一效膏作为主药或辅药多用于治疗混合痔术后水肿、早期肛裂、压疮、糖尿病足以及术后换药等，临床效果显著，表明一效膏有消肿止痛、活血化瘀、生肌、清热解毒、祛腐生新的作用。中医治疗血栓性外痔遵从“审证求因”“审因论治”的原则指导临床用药，安全可靠，有极大优势。

1. 理论基础

外治法以中医学的基本理论为指导，利用多种药物，直接作用于体表病灶区皮肤及黏膜等部位的治疗方法。《理瀹骈文》有论述："外治之理，即内治之理，外治之药，亦即内治之药，所异者法耳。"道出了外治法的治疗机制同于内治法，只是给药方式的不同。外治法因其便于操作、剂型多样、疗效直接迅速等特点，故广泛应用于临床治疗当中。《医学源流》说："外科之法，最重外治。"体外用药可以直接避开肝脏以及胃肠道的"首关效应"。血栓性外痔病位在皮下体表，所以直接体表用药，药物可以直奔病所，治疗效果和作用是不能被内治法所取代的。而目前临床上使用最多的外治药物疗法即油膏治疗，多用于治疗肿疡、肛门病等。油膏是将药物与基质相混成膏状的制剂，油膏剂性黏，使药物紧贴皮肤，药性由皮毛腠理透达皮下组织，直达病灶，最大程度地维持了药物浓度，延长了作用时间，发挥中药的最大药效。同时外敷又可使病灶免于因外部因素刺激而导致疼痛加重的情况。为了减少矿物油作为基质刺激皮肤而发生皮炎的情况，现多用植物油香油作为基质。肛门位的痔静脉丛尤为丰富，一效膏直接作用患处充分发挥中药特性及作为油膏剂的优势，消炎，并加速局部血液循环，使血栓吸收并抑制其再生。

2. 组方依据

血热瘀结型血栓性外痔表现为肛缘突起小肿物，色紫暗，疼痛剧烈，难以忍受，自觉肛门坠胀感，口渴，便秘，舌质紫，苔薄黄，脉弦涩。《疡医大全·论阴阳法》言："凡诊视痈疽，施治，必须先审阴阳，乃为医道之纲领……"从阴阳辨证，热为阳邪，所以起病急，疼痛拒按，部位浅表，口渴，便秘，舌苔薄黄。《东垣十书》云"善为病者……而热为最多也。"热邪，向下迫于大肠，侵入阴血，灼伤血液，血中津液耗伤，血液浓缩质稠，瘀滞于肛门脉道，或血热妄行，不顺经行溢出脉外而出血，血液凝结滞于肛门皮下而成肿物，色紫暗。瘀血堵塞脉络，血液运行不畅，不通则痛，故肛门疼痛，触痛明显。大肠本为腑，以通为用，以降为顺，血液瘀结肛门，不通不顺则有坠胀感。脉络瘀阻，则见舌紫，脉弦涩。"审证求因"可反推出血栓性外痔主要由血热妄行与瘀血阻滞共同作用致病，证型为"血热瘀结证"。"审因论治"血栓性外痔的治疗需以"清热凉血，消肿止痛，活血化瘀"法为主。

3. 组方分析

一效膏为一效散用香油调制后由散剂变成膏剂，其组成有煅炉甘石、滑石粉、冰片、朱砂、香油。

炉甘石，味甘，性平。归肝经、胃经。《本草纲目》云："止血，消肿毒，生肌……收湿除烂。"煅用后增加疗效，有消肿、解毒、收敛燥湿的功效。

冰片，味辛、苦，性微寒，气味芳香，发散能力强，可以引药由肌表直入肌肤腠理，有开窍醒神、清热、消肿、生肌止痛的功效。辛味能发散、能行气血，芳香之性行气活血、消肿止痛。《医林纂要》曰："冰片主散郁火……亦能生肌止痛。"古时即有关于冰片治疗痔疮肿痛的记载。性苦寒以泄血热、消肿。

朱砂主要含硫化汞成分，另名曰丹砂、赤胆，为矿石类药物，质地重。味甘，性微寒。味甘能缓解急痛症，性寒外用能清热、解毒，治疗疮疡肿毒。还有消肿止痛、生肌收敛的作用。《名医别录》中记载："朱砂，通血脉……除毒气疥瘘诸疮。"有活血化瘀，清热的作用。

滑石粉味甘、淡，性寒。外用清热收湿敛疮，化瘀散结，泻火解毒。《药鉴》记载：走血分"逐瘀血"，有化瘀散结的功效。《本草蒙筌》记载："逐凝血而解烦渴。"有活血化瘀，清热的功效。《本草害利》记载："通六腑之结。"《中医外科学义》引用《疡医大全》中的二宝丹，用滑石粉配朱砂治疗用药后疼痛减轻但肿块不消，仍质硬的血栓性外痔。《医统》中的辰砂六一散，滑石粉与朱砂、冰片等合用，治疗"痘疮热毒太盛……"可见滑石粉与朱砂、冰片三者合用能治疗热毒炽盛之症。《本草从新》云："滑石体重，泻火。"质重能下泄，具有泻火解毒的功效，可以治火、热之毒等造成的疾病。《本草再新》云："清火化痰……消水肿火毒。"

香油，又名麻油，味甘，性凉，在药物剂型的转化过程中起到赋形剂的作用，功善解毒，止痛，止痒，生肌，润肠通便。《本草纲目》中云："解热毒，食毒，虫毒。"《百一选方》记载：治肿毒初起。《日华子本草》中论述："陈油熬膏，生肌长肉止痛，消痈肿……"

《神农本草经》序例"……疗热以寒药"以上药物多为寒凉药性，合用泄热凉血之功强。

4.现代药理研究

炉甘石成分中含碳酸锌，煅用之后将碳酸锌成分转为氧化锌，抑菌作用增强，可以有效抑制金黄色葡萄球菌的增长。主要有消炎止痛、改善血液循环的作用。周灵君等通过实验表明，煅炉甘石无论剂量高低，均能使肉芽组织中的新生毛细血管数量增多，从而改善局部的血液循环。说明煅炉甘石可以用于改善局部瘀血和肿胀的症状。周华等通过外用茶油、炉甘石洗剂、冰片治疗肛门炎症，与外敷5%聚维酮碘溶液相比，疗效显著，治愈20例（90.9%）。

冰片是龙脑香树脂的一种加工品。主要作用有：开窍醒神、抗炎、镇痛、抗菌。傅大莉等通过实验表明，冰片为一种天然的经皮促透剂，能促进其他药物有效成分的经皮吸收。张丹通过临床和动物实验表明冰片有镇痛效果，且镇痛效果的强弱和冰片的使用浓度有关。黄萍等通过实验证明，与冰片配伍的安息香，生理活性明显增强，合用后明显延长了小鼠的存活时间。说明冰片可以增强合用药的利用度。孙晓萍等通过炎性模型实验证明，冰片能抑制大鼠的足肿胀程度，提高小鼠的痛阈值，且同剂量的冰片作用下，镇痛效果优于抗炎效果。

朱砂的成分中有硫化汞（HgS）以及铅、镁、铁、钙等微量元素并有杂质雄黄、氧化铁等。现代药理研究表明，朱砂可抑制大脑中枢神经的兴奋，有镇静、安眠的功效。外用可杀灭皮肤细菌及寄生虫，用于疮疡、肿毒的治疗。徐韬等通过体外抑菌实验表明，朱砂外用可以抑制伤口感染的菌类，且抑菌效果显著。谭巧珠等通过研究文献总结出短时间低剂量的使用朱砂外用制剂是安全无毒的，且不会对皮肤产生刺激。

滑石粉的主要成分有硅酸镁、氧化铝等。现代药理研究表明，外用起到吸附及收敛的作用，在病灶区易形成被膜可以吸收分泌物。10%的滑石粉还能抑制伤寒杆菌等。滑石粉还有减轻局部炎症，隔绝外部刺激作用。

香油中富含维生素E、亚油酸、棕榈酸等多种不饱和脂肪酸及其他营养成分，能维持细胞膜的完整性及正常功能，清除血管壁上的沉积物，改善血液循环，软化血管，保持血管弹性、消炎的作用。

5.结果分析

通过对符合选取标准的60例血栓性外痔患者的临床疗效观察结果分析得出，在性别、年龄、病程、血栓数量以及两组在治疗前的疼痛程度积分、肿胀程度积分、异物感积分、局部皮肤颜色积分方面对比无统计学差异（$P>0.05$），具有可比性。治疗1个疗程后，治疗组与对照组均在疼痛程度积分、肿胀程度积分、异物感积分、局部皮肤颜色积分方面与治疗前相比有所降低（$P<0.05$），说明两组药物均能减轻血栓性外痔的疼痛程度、肿胀程度、异物感情况，改善局部皮肤颜色。治疗后第1、第3、第7天，治疗组在疼痛程度积分、肿胀程度积分、局部皮肤颜色积分方面与对照组相比降低明显（$P<0.05$），而治疗组在异物感积分方面与对照组相比，治疗后第1、3天时降低明显（$P<0.05$），在第7d时两组无统计学差异（$P>0.05$），说明在治疗后第1、3天时治疗组在治疗异物感方面疗效更显著，而在治疗第7天时两组疗效相当。治疗组治疗1个疗程后总有效率达93.33%，对照组治疗1个疗程后总有效率达86.67%，两组间总疗效比较有统计学差异（$P<0.05$），说明一效膏外敷治疗血栓性外痔的总体疗效要优于对照组。血栓性外痔的病因病机为血热

瘀结，一效膏中的炉甘石能消肿、解毒、消炎；冰片能泄血热、消肿、生肌止痛；朱砂能消肿止痛，清热解毒，生肌收敛；滑石粉能清热、化瘀散结、泻火解毒；香油能解毒，止痛。以上药物为寒凉或平性，合用加强清热凉血的功效。现代药理研究中，煅炉甘石，能使局部血液循环有所改善，起到活血的作用，可用于改善瘀血和肿胀的治疗上；冰片，有镇痛、抗炎、抗菌的作用，为经皮促透剂，可以增强合用药的利用度；朱砂，可以消肿毒，镇静；滑石粉，可以吸附、收敛、减轻局部炎症；香油，可以改善血液循环，软化血管，保持血管弹性、消炎的作用。经过一效膏的治疗，血热得除，瘀血得通，疼痛很快停止，血栓消失，最大程度减轻患者的痛苦，缩短了治疗时间。

6. 问题与展望

在这次观察研究中，由于客观因素的限制，在观察时间，选取的病例数量以及资料选取方面多有不足；没有对患者及时随访。对于以上问题的存在，希望条件允许情况下，可以增加病例数量，增加研究时长，多中心地进行研究，进一步完善整个设计方案，并把握现代药理研究的最新进展，掌握组成药物安全性与合理性，同时对患者要及时随访，以观察远期疗效及复发率。

一效膏对血热瘀结型的血栓性外痔有较好的治疗优势，但对其他类型或证型的外痔是否有效，还需要进一步的研究观察。希望未来情况允许的条件下，可以改变一下煅炉甘石、朱砂、冰片、滑石粉的剂量配比，观察不同剂量配比经香油调和后的治疗效果。

结　论

一效膏外敷治疗血栓性外痔，在减轻疼痛程度、肿胀程度、异物感情况，改善局部皮肤颜色以及临床总疗效方面，比马应龙麝香痔疮膏外敷治疗优势更明显，安全无毒副作用，可以在临床中推广使用。

外用珍珠粉对低位肛瘘湿热下注证术后创面愈合的临床疗效观察

毕聪文　指导教师：李师

肛瘘（anal fistula，AF），即肛管直肠瘘（anorectal fistula，AF）的简称，中医称之为“肛瘘病”，临床上多表现为“四大典型症状”，即肛周扪及质韧条索向肛内走行、肛周反复破溃流脓、肛周重坠肿痛及局部皮肤潮湿瘙痒；肛瘘是肛肠科众多疾病当中较为多见且难治的一种感染性疾患，该病能够自愈的概率较低，治疗上以行根治性手术为主。肛门部位于消化道的终末，由于这一特殊的解剖部位及其特殊的生理功能，术后创面多呈开放式引流（open surgical drainage，OSD）以保证多体位下引流的有效性，诸多内、外界影响因素，容易对裸露的组织产生刺激，通过致炎、肉芽水肿、微生物和食物残渣刺激、疼痛等影响因素最终导致创面的缓慢愈合、假愈合甚至不愈合，随之而来的是二次手术甚至多次手术的痛苦与风险。故对于肛瘘的临床治疗来说，术后对于创面的科学管理与手术治疗的效果同样重要、缺一不可。

现代医学对于术后创面愈合的认识较为具体，创面愈合的过程大致可被总结为四期，即凝血期、炎症性反应期、纤维增殖期和组织重塑期。为了促进肛瘘术后创面更好更快地愈合，新的疗法，如生物蛋白胶、生物海绵敷料、蛋白及蛋白酶制剂、生长因子和成纤维生长抑制剂等，这些手段虽然在各时期对创面的愈合均有一定效果，但在实际应用过程当中亦存在着一系列问题，不具备成熟的普适意义，例如费用昂贵、产品的疗效难以保持稳定、远期临床效果不明确等，诸如此类的不利因素制约着临床医生和患者科学合理地选择与应用。故对于肛瘘术后创面愈合本身，术后取用疗效确实、易被患者接纳的创面管理办法对保证创面的优质愈合起到决定作用。

祖国医学理论体系中对于创面愈合同样有着较成熟的认识。中医外治法是临床应用较为广泛的一种优质传统疗法，《医学流源》初步就形成了“最重外治”的外科治疗纲领，外治法的临床应用距今已有数千年的历史，应用最为普遍的当属膏、散、熏洗3种剂型；其优势显而易见，药物可以直接作用于创面局部，从而使药效得以被病灶快速、直接且高效地吸收，作用快、毒副作用低，疗效卓越，故为医生与患者的共同选择。

导师李师教授投身肛肠疾病的中西医结合临床诊疗30余年，医术精湛、临床经验丰富，对肛肠疾病的各个诊疗环节均有颇为独到的见解，在导师李师教授的引导下，结合肛瘘术后创面所具有的“因伤致瘀、因瘀致虚”的病理特征，笔者认为，肛瘘经手术治疗后，虽原始病灶已祛，但金刃伤及筋脉、余毒未除，正气不达且渗出淋漓；中气受损、湿热下注则肛周体感重坠、肛周皮肤黏腻瘙痒；筋脉受损，卫阳之正气难及，加之余毒、邪气阻滞，耗伤营卫，致使创面失于充养固卫，故见愈合缓慢、渗出淋漓。珍珠粉作为一种传统中药，药用历史悠久，目前临床应用时多以内服为主，即取其“安神、美肌”之功效，但其应用范畴绝非仅此而已，珍珠粉中钙盐含量比重大，另含各类蛋白质、氨基酸和多种微量元素，众多研究表明，珍珠粉之“解毒生肌”功效在促进创面愈合领域的应用前景也尤为广泛。

肛瘘术后创面迁延难愈的主要原因大抵为炎症和异物刺激，血液、淋巴循环障碍及创面局部理化环境不稳定等方面因素。而珍珠粉的有效成分经组织中活性酶的分解作用后，可以为创面的恢复提供必要的营养，而其中的Ca^{2+}、Na^{+}、K^{+}可以维持创面局部相对较高的渗透压环境，同时，游离的Ca^{2+}在提供抗菌效用的同时还能调节局部血管的渗透压、扩张小血管，令创面血运有所增强，此外，其所富含的微量元素和B族维生素可直接被机体组织吸收。因此李师教授通过大量临床案例的应用、总结和分析，在传统中医药理论体系的指导下，选用具有"安神定惊、明目消翳、解毒生肌"等功效的珍珠粉外用于低位肛瘘湿热下注证术后创面，缓解患者症状、体征，加速创面的愈合。

本课题采用临床疗效观察的研究形式，将治疗组（珍珠粉换药组）及对照组（灭菌凡士林纱条换药组）进行随机对照，并对入组患者术后的创面面积及缩小率、创面渗液及清洁程度、创面疼痛程度、创面脱腐时间、肉芽组织生长情况、创面愈合时间、总有效率7方面进行临床资料的观测采集、分析对比，探讨珍珠粉对低位肛瘘湿热下注证术后创面的影响，评价珍珠粉在本过程中的临床疗效，为优化低位肛瘘湿热下注证术后创面的临床管理提供新的方向。

材料与方法

1.临床资料

1.1 资料来源：本次研究的病例取自2018年9月—2019年5月于笔者所在医院就诊的低位肛瘘湿热下注证患者，按纳入、排除标准共选取82例，最终入组82例；本次研究已通过医院医学伦理委员会批准实施。

1.2 分组方式：按入院先后顺序将所有入组患者依次编作1号～82号；按随机数字表法将其分为治疗组（珍珠粉组）、对照组（灭菌凡士林纱条组），每组各41例。两组患者均接受肛瘘切开挂线术（Incision thread-drawing，ITD）治疗，除术后换药方式外，其余用药、护理等处置条件保持相同。

1.3 诊断标准：

（1）中医诊断标准：参照《中医病证诊断疗效标准》及《中医肛肠科常见病诊疗指南》中关于肛瘘湿热下注证的相关诊断标准，即肛瘘湿热下注证：肛周经常流脓液，脓质稠厚，肛门胀痛，局部灼热。肛周有溃口，按之有索状物通向肛内。舌红，苔黄，脉弦或滑。

（2）西医诊断标准：参照《痔、肛瘘、肛裂、直肠脱垂的诊断标准》中关于低位肛瘘的相关诊断标准，即低位肛瘘：①有肛痈病史。病灶由外口、瘘道、内口3部分组成；②瘘道位于肛管直肠环以下。

1.4 纳入标准：①初发肛瘘，符合上述中、西医诊断标准者。②治疗过程中行且仅行"肛瘘切开挂线术"，患者本人知情并签署相关知情同意书且承诺全程配合此次研究者。

③术后创面开放引流、创面面积在6～15cm^{2}之间且切口小于等于3个者。④患者入院时未查出其他可能对本次研究结果产生影响的疾病（如高血压、糖尿病、炎性肠病、克罗恩病等）者。⑤年龄16～70岁。

1.5 排除标准：①不符合上述肛瘘之中、西医诊断标准者。②患者在本次研究过程中产生的临床资料不完整或因其他原因未进行手术治疗者。③患者存在炎性肠病、肿瘤等严重内科疾病，或证实手术禁忌证者。④排除骶尾部畸形或曾受外伤者。⑤排除既往肛周手术史患者。⑥对研究过程中所涉及药品过敏者。

凡与上述任意排除标准相符者，均视为排除对象。

1.6 剔除及脱落标准：①研究过程中出现自愿放弃、擅自脱离或失访者。②存在隐瞒病史及重要临床信息或同时参与其他临床试验者。③因多种原因导致病历资料采集不全影响疗效评价者。④不遵医嘱，未接受所规定的治疗和处置致影响疗效最终判定者。⑤因严重不良反应或事件等不可抗因素，被迫终止实验者。

凡符合上述任意标准者，均视为剔除及脱落病历，其产生的临床数据不纳入后期分析对比中。

2.研究方法

2.1 术前准备：

（1）入院后采集病史，常规术前检查；全面了解、评估患者身心状态。

（2）交代病情、术式、手术风险及并发症，签署相关医疗文书。

（3）陪同麻醉师对患者行术前访视，确认无禁忌证并签署知情同意书；术前30min予地西泮10mg肌注；若无特殊情况，均行简化骶管麻醉。

（4）术区备皮。术前2h禁食水，排空二便、双侧耳穴压籽，必要时以磷酸钠盐灌肠液清洁灌肠。

（5）手术方法。两组患者均进行肛瘘“切开挂线术”治疗。简要过程如下：建立静脉通路；截石位，骶麻成功后，术区及肛管直肠下段常规消毒，铺无菌洞巾。术中探查，明确病变局部情况，确定病灶范围、内口位置及瘘管走行情况，设计切口。于肛瘘外口处行一梭形切口，持探针由外口向肛内探入，示指于肛内引导，探针经齿线附近穿出；引入无菌橡皮筋一枚，调节其力度及位置，结扎固定。若瘘管向其他方向侵袭，则在瘘管尽头处行开创引流，各切口间保留适量“皮桥”，其下施胶膜引流。修剪创缘，肛门镜下检查橡皮筋固定位置及状态，确定未遗留活动性出血点后，灭菌凡士林纱条合“止血散”填塞创面，塔形纱布压迫，丁字带外固定。

（6）术后处置。抗感染治疗、半流食3d，换药2次/d；对照组术后仅以灭菌凡士林纱条（医院自制）换药，治疗组则以珍珠粉（由雷允上药业集团有限公司生产，国药准字Z32020508）联合灭菌凡士林纱条换药，用量以能保证创面各处能够均匀珍珠粉接触为度。两组患者术后视橡皮筋松紧程度以同一标准选择是否紧线及时机，除换药方式外，两组患者其余处置（例如：熏洗坐浴、疼痛管理、穴位贴敷、艾灸、红光治疗等）均保持一致。

2.2 观察指标：

主要观察指标：创面面积及其缩小率、创面愈合时间。

次要观察指标：创面渗液及清洁程度、创面疼痛程度、创面脱腐时间、肉芽组织生长情况、总有效率。具体如下：①观察日期及时间。将术后第1天（初次换药时）所测量并记录的指标数据视为初始值（initial value，IV），设术后第3、7、14天为观察窗口日，在各窗口日的同一时间（首次换药时）对各项指标进行测量与记录。为了更加科学、客观地测量、记录、分析并判定临床疗效，本次研究将所要观察的各项症状及体征依照“四级量化加权评分法”进行了细致地量化评分，将量化评分的方法与医学统计学思维相结合，对各项指标和临床疗效进行客观的记录、评估、分析和对比；以创面完全愈合为本次研究的最终期限，于术后第21天进行本次研究的最终疗效评估。②一般资料观察指标。性别及其构成、年龄分布、病程情况以及手术后治疗前各指标的初始情况（术后初次换药时）。

疗效性观察指标：本次研究选取了创面面积及其缩小率、创面渗液及清洁程度、创面疼痛程度、创面脱腐时间、肉芽组织生长情况、创面愈合时间、总有效率共7项观察指标，以期通过此7个方面的观测、评估和对比，评估珍珠粉外用于低位肛瘘湿热下注证术后创面的具体临床疗效，具体情况如下：

（1）创面渗液及清洁程度：临床中创面渗液及清洁程度往往与术后创面管理的质量有密切联系并直接影响愈合的速度和质量，参照《中药新药临床研究指导原则》及笔者所在医院对此方面的实际措施，将创面渗液及清洁程度按正常、轻、中、重度设4级，记作0、2、4、6分，具体内容见表1。

表1　术后创面渗液及清洁程度评分标准

评分	分级	症状描述
0分	正常	可见微量渗出物，质稀如水，0层＜外敷纱布浸润层数≤2层
2分	轻度	可见少量渗出物，质稀如油，2层＜外敷纱布浸润层数≤4层
4分	中度	可见中量渗出物，质稀如油，4层＜外敷纱布浸润层数≤6层
6分	重度	可见大量渗出物，质稠如胶，外敷纱布浸润层数＞6层或需多次更换

（2）创面疼痛程度：本次研究选以通用且客观准确的痛觉数字评分法（numeric rating scale，NRS）用作创面疼痛的评估。此法将0～10共11个数字设为11档疼痛等级，数字愈大程度愈强。0为无痛，1～3为轻度疼痛，4～6为中度疼痛，7～10则为重度疼痛。医生应

令患者划定一与即时痛感程度相符的数字，避免询问、引导等导致偏倚的情况，具体量表及对应评分见表2。

表2 术后创面疼痛NRS评分标准

评分	程度	分级	症状描述
0分	无痛	0级	无痛
		1级	偶有疼痛，体感轻微，不影响情绪及行为
2分	轻度疼痛	2级	间歇痛，体感较轻，痛感可引起焦虑情绪
		3级	有痛感但尚能忍受，且不影响睡眠
		4级	安静平卧时有间歇性疼痛（开始影响生活质量）
4分	中度疼痛	5级	安静平卧时有持续性疼痛，不影响睡眠
		6级	安静平卧时持续疼痛，需药物干预
		7级	疼痛较重，患者翻转不安，影响睡眠
6分	重度疼痛	8级	疼痛难忍，药物干预效果不佳，难以入睡并可于寐中痛醒，但睡眠时间≥ 4h
		9级	疼痛剧烈，大汗淋漓，夜寐不安，睡眠时间 < 4h
	剧痛	10级	极其疼痛，无法忍受或伴有晕厥、虚脱等危重表现

（3）创面脱腐时间："腐肉不去，新肉不生"，作为创面愈合过程中极为重要的过程之一，脱腐的速度和质量直接决定了创面恢复的速度。研究证实，脱腐时间越短，纤维化程度越低，瘢痕组织形成越少，愈合越快。结合笔者所在医院临床的实际情况，将肛瘘术后创面肉芽组织转变为"新鲜红润"时的时间拟定为创面脱腐时间，即代表"腐肉褪尽，新肉始生"的时间。

（4）肉芽组织生长情况：参照相关文献，将肛瘘术后创面肉芽组织的生长情况大致分为正常、轻、中、重度共4个等级，分别对应0、2、4、6分，具体情况见表3。

表3 术后肉芽组织生长情况评分标准

评分	分级	症状描述
0分	正常	创面肉芽组织生长旺盛，平匀坚实，色泽新鲜红润
2分	轻度	创面肉芽组织生长良好，呈细颗粒状，分布均匀，色泽淡红鲜活
4分	中度	创面肉芽组织生长较好，肉芽组织低平或有炎性突出，色泽较暗，创面尚平坦
6分	重度	创面肉芽组织生长缓慢，创面平塌内陷或呈豆渣样凸起，色泽晦暗，腐肉未脱甚至糜烂坏死

（5）创面面积及创面缩小率：本次研究采用"引入单位面积的图像采集法"对创面面积进行记录和评估（即将一枚面积1cm^2的标尺与创面并置，以同一部相机采集创面图像并导入PS图像软件中，将图像大小设置为10像素/cm，用多边形套索工具，羽化值设为0，细致划出创面边缘，于直方图之扩展视图中读取创面的像素值，再以同样方式得出标尺像素值，用以计算创面面积；若因多切口或切口位置特殊所致的图像采集不便者可进行分次采集，不影响最终数据准确性）。将术后初次换药时测得之面积视作创面初始面积，并于术后第3、7、14天首次换药时测量创面面积，计算对应的创面缩小率，计算公式为：

$$创面缩小率=\frac{(创面原始面积-创面当时面积)}{创面原始面积}\times 100\%$$

（6）创面愈合时间：指自手术结束时起，至创面完全愈合为止的总时间。

（7）总有效率：于术后第21天时，按下文疗效判定标准，对全部患者进行疗效评估，并按照如下公式计算此次临床研究治疗过程当中每位患者各自的总有效率，公式为：

$$总有效率=\frac{(治愈例数+显效例数+有效例数)}{总例数}\times 100\%$$

安全性观察指标：①术前常规查体。②术前血、尿、便检查，肝、肾功能，出凝血时间检查。③治疗过程中的不良反应或并发症（如创面局部出现红斑、水疱及各类过敏症状，或出现术后出血、术后发热、术后感染等）。以上3类情况均未出现记为0分，每出现1类记2分，则正常、轻、中、重度分别为0、2、4、6分。

2.3 不良反应及不良事件：本次临床疗效观察期间，若出现不良反应甚至不良事件（如发热恶寒、皮疹作痒、疼痛不适或其他症状），应立即停药，并记录开始、持续及结束时间，监测生命体征和症状，根据具体情况给予快速、正确地处理。

2.4 疗效判定标准：参照《中医病证诊断疗效标准》《中医肛肠科常见病诊疗指南》中关于肛瘘术后疗效评价的相关内容，在术后第21天时，依据表4之标准进行疗效判定。

表4 术后疗效判定标准评分标准

评分	分级	症状描述
0分	治愈	创面缩小率 =100%，创面上皮化程度完全，瘢痕组织坚实，临床相关症状与体征完全消失
2分	显效	75% ≤创面缩小率＜100%，创面上皮化程度较高，创面肉芽组织呈鲜红色，分泌物量少，临床相关症状与体征大幅改善
4分	好转	25% ≤创面缩小率＜75%，创面上皮化程度较低，创面肉芽组织呈淡红色，分泌物较多，临床相关症状与体征改善较少
6分	无效	创面缩小率＜25%，创面肉芽组织色淡无光泽，分泌物多，创面周围无上皮组织爬升，相关临床症状、体征未见改善或加重

2.5 统计学方法：通过SPSS 20.0软件对本次研究所产生的临床资料进行统计分析。计量资料以（$\bar{x}\pm s$）表示，正态分布者用t检验，否则进行非参数检验；等级资料用秩和检验；计数资料采用2检验。解读时，当$P<0.05$时表示差异性具有统计学意义，$P<0.01$时表示差异性具有显著统计学意义。

实验结果

1. 一般资料对比

本次观察纳入患者共计82例，治疗过程中所有患者病情恢复趋势稳定，积极配合治疗及临床资料收集工作，全部入组患者在治疗过程中均未出现剔除及脱落情况，两组患者临床数据分析见表5。

表5　两组患者一般资料对比

组别	例数	性别（例）		年龄（$\bar{x}\pm s$，岁）	病程（$\bar{x}\pm s$，d）
		男	女		
治疗组	41	35	6	40.27 ± 13.01	395.51 ± 912.78
对照组	41	35	6	38.22 ± 12.20	411.76 ± 732.77
组间比较		χ^2=0.000 P=1.000		t=0.736 P=0.464	t=−0.089 P=0.929

注：两组患者一般资料对比，组间差异性均无统计学意义（$P>0.05$），两组间具有可比性。

2. 本次研究各目标指数对比

本次研究各目标指数对比见表6~表9。

表6　两组患者术后第1天创面面积（创面初始面积）对比（$\bar{x}\pm s$，cm^2）

组别	例数	术后第1d创面面积
治疗组	41	10.79 ± 2.58
对照组	41	10.77 ± 2.66
组间比较		t=0.046 p=0.963

注：t检验结果示，两组患者创面初始面积（术后第1d创面面积）对比，差异性无统计学意义（$P=0.963>0.05$），组间具有可比性。

表7　两组患者术后创面面积情况对比（$\bar{x}\pm s$，cm^2）

组别	例数	术后第3d	术后第7d	术后第14d
治疗组	41	8.500 ± 2.3360	6.046 ± 1.9386	3.578 ± 1.6187
对照组	41	9.632 ± 2.6821	7.512 ± 2.4320	5.032 ± 2.3264
组间比较		t=−2.037 P=0.045	t=−3.018 P=0.003	t=−3.284 P=0.002

注：t检验结果示，两组患者术后第3、7、14d时创面面积对比，差异性具有统计学意义（$P<0.05$），治疗组优于对照组；其中术后第7、14d时，差异性显著（$P<0.01$）。

表8　两组患者术后创面缩小率情况对比（$\bar{x}\pm s$，%）

组别	术后第3d	术后第7d	术后第14d
治疗组	18.9741 ± 9.39246	44.7744 ± 8.07649	67.4724 ± 9.18273
对照组	13.6944 ± 6.96110	31.3502 ± 8.89585	54.5510 ± 14.72296
组间比较	t=2.892 P=0.005	t=7.154 P=0.000	t=4.768 P=0.000

注：t检验结果示，两组患者术后第3、7、14d时创面缩小率对比，差异性具有显著统计学意义（$P<0.05$），治疗组优于对照组。

表9　两组患者术后创面渗液及清洁程度积分对比（$\bar{x}\pm s$，分）

组别	例数（n）	术后第1d	术后第3d	术后第7d	术后第14d
治疗组	41	5.02 ± 1.012	2.83 ± 0.998	2.24 ± 1.113	0.93 ± 1.010
对照组	41	4.98 ± 1.012	4.15 ± 1.131	2.83 ± 1.181	1.56 ± 1.379
组间比较		P=0.826 Z=−0.220	P=0.000 Z=−4.775	P=0.030 Z=−2.175	P=0.034 Z=−2.120

注：秩和检验结果示，术后第1、3、7、14天时两组患者创面渗液及清洁程度对比，术后第1d时无统计学差异（$P>0.05$），组间具有可比性；术后第3、7、14天时，差异性具有统计学意义（$P<0.05$），治疗组优于对照组，其中术后第3天时具差异性显著（$P<0.01$）。

表10　两组患者术后创面疼痛程度积分对比（$\bar{x}\pm s$，分）

组别	例数	术后第1天	术后第3天	术后第7天	术后第14天
治疗组	41	4.78 ± 0.988	2.78 ± 1.173	1.76 ± 0.663	0.15 ± 0.527
对照组	41	5.07 ± 1.010	3.71 ± 0.844	2.15 ± 0.823	0.59 ± 1.284
组间比较		P=0.187	P=0.000	P=0.022	P=0.029
		Z=−1.321	Z=−3.761	Z=−2.288	Z=−2.185

注：秩和检验结果示，术后第1、3、7、14天创面疼痛程度对比，术后第1天时无统计学差异（$P>0.05$），组间具有可比性；术后第3、7、14天时，差异性具有统计学意义（$P<0.05$），治疗组优于对照组，术后第3天时差异性显著（$P<0.01$）。

表11　两组患者术后创面脱腐时间对比（$\bar{x}\pm s$，d）

组别	n	创面脱腐时间
治疗组	41	3.49 ± 1.003
对照组	41	5.00 ± 0.975
组间比较		t=−6.923
		P=0.000

注：t检验结果示，两组创面脱腐时间对比，差异性具有显著统计学意义（$P<0.01$），治疗组优于对照组。

表12　两组患者术后创面肉芽组织生长情况积分对比（$\bar{x}\pm s$，分）

组别	n	术后第1天	术后第3天	术后第7天	术后第14天
治疗组	41	3.61 ± 1.202	2.39 ± 1.022	1.80 ± 0.980	1.56 ± 1.050
对照组	41	4.15 ± 1.295	3.66 ± 1.257	2.88 ± 1.187	2.15 ± 1.216
组间比较		P=0.067	P=0.000	P=0.000	P=0.027
		Z=−1.830	Z=−4.412	Z=−4.065	Z=−2.210

注：秩和检验结果示，术后第1、3、7、14天肉芽组织生长情况对比，术后第1天时无统计学差异（$P>0.05$），组间具有可比性；术后第3、7、14天时，差异性具有统计学意义（$P<0.05$），治疗组优于对照组，术后第3、7天时具有差异性显著（$P<0.01$）。

表13　两组患者术后创面愈合时间对比（$\bar{x}\pm s$，d）

组别	n	创面愈合时间	最大值	最小值
治疗组	41	20.27 ± 3.880	32	16
对照组	41	23.88 ± 4.595	35	17
组间比较			t=−3.844	
			P=0.000	

注：t检验结果示，术后创面愈合时间对比，组间差异性具有显著统计学意义（$P<0.01$），治疗组优于对照组。

表14　两组患者总有效率对比[n（%）]

组别	例数（n）	治愈	显效	好转	无效	总有效率（%）
治疗组	41	26（63.41）	13（31.71）	2（4.88）	0（0.00）	100.00
对照组	41	17（41.46）	14（34.15）	9（21.95）	1（2.44）	97.56
组间比较				Z=−2.425		
				P=0.015		

注：秩和检验结果示，总有效率对比，组间差异性具有统计学意义（$P<0.05$），治疗组优于对照组。

3. 安全性指标

纳入本次研究的两组患者均未发现与上述安全性指标、不良反应及不良事件当中所提到情况相似的任意一例，所有患者治疗期间病情平稳，所有处置及用药均在管理下有序进行。两组患者安全性指标对比见表15。

表15　两组患者安全性指标对比（例）

组别	例数	正常	轻度	中度	重度
治疗组	41	41	0	0	0
对照组	41	41	0	0	0
组间比较			Z=0.000 P=1.000		

注：秩和检验结果示，安全性指标对比，组间差异性无统计学意义（$P>0.05$）。

讨　论

1. 肛瘘术后创面的特点

祖国医学极早以前就已出现对肛瘘行外科治疗的相关记载，《五十二病方》之“巢塞直者……引出，徐以刀去其巢”的论述，这一现今还能有据可查的最早论述不仅可以证明古人对肛瘘手术根治的推崇性，还体现了祛除原发病灶“治病求本”的治疗思维。从古至今，祖国医学对于肛瘘根治的思考对手术治疗更为推崇，但无论何种手术方式，均会产生大小不一的切口和创面。且肛肠疾病手术创面多旷置，用以保证其引流的彻底性，创面局部组织缺如大概率会引发创面局部的感染、疼痛、出血和炎症渗出等情况，最终导致愈合质量降低，这将令患者遭受精神、肉体的双重痛苦。因此消除术后并发症，使术后创面高效、高质量地愈合是目前肛肠科术后急需解决的重点问题。

肛瘘术后创面难愈病机多为“因伤致瘀、因瘀致虚”“湿热留恋，虚实夹杂”。肛瘘术后创面为金刃所伤，病灶虽去，但其影响并未尽消，而且术后肌肤腠理连同局部筋脉均被伤及，气血耗伤、营卫不充，经络断阻、余毒流连，“阳化气、阴成形”，卫阳难以循经抵达，阴血不能濡养，故愈合缓慢；或成瘘日久气血亏耗，创面失于濡养；加之湿热邪毒留连，肛门开阖、糟粕刺激，均可致创面局部愈合缓慢。故高效、高质量的愈合是每一位肛肠科医生和患者共同的夙愿。

2. 肛瘘术后创面愈合的认识

2.1 祖国医学对肛瘘术后创面愈合的认识。祖国医学认为，人之气血津液的代谢都依赖于经脉，在生理状态下，各组分相辅相成，有着动态的平衡与规律，即所谓“正气存内，邪不可干”。《医门补要》有云：“湿热下注大肠……渐大溃脓，内通大肠，日久难敛。”阐述的即是肛瘘初期的发生发展规律，而肛瘘术后，金刃伤搅经络气血、形成创面，祖国医学将愈合的过程凝练为三期：创面产生初期，瘘管和有形之病灶虽被彻除，但肌肤遭受金刃损伤、脓腐之毒未祛，经络不行、气血欠充，此为第一阶段，《医学入门》中提及之“腐肉不祛，肌肉不生”即是；继而腐毒随脓液糟粕逐渐排出，但余毒（湿热）不尽，又因卫阳之正气循腠理而行，肌肤经络致损伤及正气，邪气又得此缺口以外达，肛门部处于谷道终末，流连之邪气循经下注，随糟粕、脓液排出有之，壅滞于肛门局部者亦有之，同时，凝滞之气血与流连之邪气搏结令受损之筋脉愈发滞塞，即“因伤致瘀、因瘀致虚”，久滞成瘀，气血无经可循则无难以濡养，瘀热致腐，脓腐不尽则新肉无以附生，气血随脓腐而脱，从而加剧了创面的炎症、疼痛和渗出，影响肉芽组织的正常生长，最终影响创面的正常愈合，此为第二阶段，即《诸病源候论》之“毒热不尽，经络尚壅，血气不至故也”；第三阶段，腐肉渐褪，余毒将尽，新肉渐生，但机体受损、驱逐毒邪致使正气耗伤、气血虚弱，故创面虽有痊愈之趋势但速度缓慢，势头迟缓。

而祖国医学对于此类情况的应对多以外治法为主，选取具有行气活血、解毒生肌等疗效的药物应用于创面以促进创面愈合，即“药达病所，投之可致”。目前广泛应用的剂型有膏、油、洗、散剂等，如《素问》中所述之“渍形”即为如今最常见的熏洗剂。

2.2 现代医学对肛瘘术后创面愈合的认识：当今时代，现代医学发展迅速，而人们对于医疗和术后康复的要求也愈发升高。把肛瘘术后的无痛化管理和创面的高效优质化愈合定为目前亟待解决的重要问题是医患双方的共同需求和必然选择。

肛瘘术后创面属2期愈合，是以增生的细胞（主要为成纤维细胞）和细胞间质（主要为胶原蛋白）再生增殖以替代损伤缺如组织的复杂生物应答过程，主要包括凝血期、炎症反应期、纤维增殖期和组织重塑期四个时期，其愈合恢复以实质细胞再分裂和周围纤维结缔组织增殖为主要方式，即当组织遭损后，创面周围同源的稳定、不稳定细胞会快速增殖分化，迅速填补受损空间结构。由于肛门部特殊的生理解剖位置，术后患者的排便、端坐、站立或行走等活动和体位改变均能影响创面边缘及新生肉芽组织；当创面局部的血管、淋巴管受损过重时，会阻碍体液的正常回流，从而引发创面水肿；肛瘘手术切口属Ⅲ级，加之旷置引流，当创面存在异物、炎症或感染时，会激化肉芽组织生长，致创面难以填平或病理性增生、表皮难以爬升，同时，臀沟过深或渗出过多将令创面通透性降低，会令原本处于脱蛋白状态的创面进一步缺氧，此外，手术切口的存在连同局部炎症将使创面的痛觉过度敏感，排泄物、分泌物、敷料、体位改变和换药刺激都将引起局部疼痛反应，括约肌的挛缩会加重局部组织的缺血缺氧，糖尿病、心血管疾病、血液病、尿毒症、结核和贫血等疾病、长期使用特殊药物、营养不良、免疫功能欠佳等因素均会对创面的愈合造成不利影响，临床中对抗炎、止血、止痛等问题虽有一定程度的解决，但对创面愈合的不利因素却依然存在。

3. 本研究病例选择依据及珍珠粉应用时间说明

3.1 病例选择依据：中医将肛瘘分作湿热下注、正虚邪恋、阴液亏虚三大证型，临床治疗中以湿热下注证较为多见，故病例的选择可令本研究结果更加普适，且对于某一证型的深入研究有利于在研究过程中控制无关变量，突出该证型所特有的症状、体征，更能明确所研究药物对某一特定证型的特异性疗效。

3.2 珍珠粉应用时间说明：本次研究旨在探讨珍珠粉对肛瘘术后创面愈合的作用及机制，故治疗组术后第1天初次换药时即加用珍珠粉外用换药（若无特殊情况）直至创面完全愈合为止，这有利于在临床观察的过程中减少无关变量对研究结果的影响，但对于珍珠粉究竟在创面的何种阶段疗效最为显著这类更加细致深入的问题，本研究暂未进行探讨和阐述，期待能够通过后续更深层次的观察与实验将这类问题进行进一步阐明。

4. 珍珠粉的药理作用及机制分析

珍珠粉的药用史可追溯至2000多年前，性寒，味甘咸，归于心、肝二经，具有安神定惊、明目消翳、解毒生肌、润肤祛斑等功效。珍珠是由珍珠母贝分泌而成的一类特殊物质，分海水与淡水两类，其各成分含量略有差别，但组分具备一致性，药理研究表明，珍珠粉具有抗疲劳、提高机体免疫力、抗炎、抗衰老等效用，珍珠粉的临床应用截至目前尚无大面积负面报道，毒理实验亦证实，珍珠粉（物理制备法）长期服用是安全的。

珍珠粉中包含95%左右的钙盐，其余为各类有机物质（主要是由不同种类的蛋白质组成，水解后可得到17种氨基酸，即赖氨酸、苯丙氨酸、蛋氨酸、苏氨酸、异亮氨酸、亮氨酸、缬氨酸、天门冬氨酸、丝氨酸、谷氨酸、脯氨酸、甘氨酸、半胱氨酸、丙氨酸、酪氨酸、组氨酸和精氨酸）、多种微量元素（钙、锰、锌、铁、钠等）和维生素等。

目前珍珠粉的应用，多取“安神、美肤”之功，主要采取内服的方式，但通过对其有效成分和大量应用案例的整理不难发现，其功效在创面愈合领域也有着极高的契合性。肛瘘术后创面迁延难愈的主要原因不外乎创面失养，分泌物、排泄物刺激，炎症刺激，血液、淋巴回流欠佳以及理化环境欠稳定等方面。人体组织液、渗出液中的活性酶可将珍珠粉中的蛋白质水解为氨基酸和小分子活性肽，联合其中多种微量元素和维生素，可为肉芽组织、成纤维细胞和胶原细胞提供充足的养分促使其快速分裂、分化，修补创面；其主要成分Ca^{2+}、Na^{+}、K^{+}能有效维持创面的相对高渗环境，不但能预防组织水肿，使肉芽组织生长更为扎实，还具有一定抗菌消炎、利尿的效果。此外，较高的Ca^{2+}含量可降低低血管的渗透压、扩张血管，从而在抑制脓液、分泌物的过度形成、保持创面清洁的同时改善创面的体液循环，令创面血运进一步加强、防止水肿，多种微量元素和维生素亦可直接被真皮层吸收，加快愈合速度。而且珍珠粉作为极细的干粉，能在抑制脓液、渗出液产生的同时吸收部分液体，使创面保持一定湿度的同时令周围皮肤保持干爽，与“煨脓长肉”的相关理论相一致，还可预防创周皮肤瘙痒和湿疹的形成。更重要的是，珍珠粉属“血肉有情之品”范畴，毒副作用小，生物排异性差，补虚作用强，疗效安全稳定。

5. 研究的结果分析

（1）两组间一般情况及各观察指标初始评分比较的结果分析：两组患者一般资料对比，差异性均无统计学意义（$P>0.05$），证明本次研究的病例选择及随机分组的结果较为理想；而关于各观察指标的初始值（术后第1天首次换药时测量值）的比较结果也证实，各观察指标初始值经统计学比较，差异性亦无统计学意义（$P>0.05$）；如上两个方面的组间比较证明了本次研究中，两组间具有可比性。

（2）本次研究中各观察指标的比较结果分析：术后创面面积的比较中，术后第3d时，组间差异性存在统计学意义（$P=0.045<0.05$），但术后第7、14天时，两组间统计学差异显著（$P<0.01$），治疗组均优于对照组，证明珍珠粉的疗效表达至峰值的时间为术后3～7天；创面缩小率的对比，术后第3、7、14天，组间差异性均具有显著统计学意义（$P<0.01$），治疗组优于对照组；而在创面渗液及清洁程度、创面疼痛程度、创面肉芽组织生长情况、创面脱腐时间、创面愈合时间的对比中，术后3、7、14天，差异性均具统计学意义（$P<0.05$），治疗组优于对照组；值得注意的是，术后第3天时，创面渗液及清洁程度、创面疼痛程度、创面肉芽组织生长情况此三项指标在比较的结果均表现有显著统计学差异（$P<0.01$）的同时还表现出了显著的一致性，笔者从中大胆推测，是由于珍珠粉缓解了创面局部的炎症反应，抑制了脓液、渗出液的产生，改善了创面的通透性，从而缓解了患者的体感疼痛，促进了肉芽组织的生长。

（3）安全性指标和不良反应的观察结果分析：本次研究过程中，所有患者均未发现明显与符合上述安全性观察指标和不良反应相符合的相关情况，且未关于此方面做有可能影响研究结果的相关处置，证明珍珠粉外用于肛瘘术后创面在一定程度上安全可靠，无明显毒副作用。

（4）总有效率的比较结果分析：对本次研究所产生的总有效率进行对比，治疗组（100.00%）高于对照组（97.56%），差异性具有统计学意义（$P=0.015<0.05$）；此处需要特别注意的是，由于时间等条件的限制，疗效评估定于术后第21天实施，因此，文中对疗效的评估中所定义的“无效”并非代表创面最终未完全愈合或未愈合，而是由于创面较

深大或个体差异等多种因素所导致的愈合较慢。

通过以上结果分析，说明珍珠粉外用于低位肛瘘湿热下注证术后创面能加速脱腐时间，促进肉芽组织生长修复，抑制局部炎症、抑制分泌物的生成，有效缩短术后创面的愈合时间，临床疗效安全、稳定。

6. 问题与展望

6.1 存在的问题：由于时间、地点和个人能力等各种因素的影响，本此临床研究存在如下问题：①所收集的病例资料样本数量较少。由此导致所得结果不够客观，或不具备大范围的普适性。②病例资料的来源较单一，无法形成普适于多地区的研究结果。由于本次临床研究仅采集了一家医院一段时间内的病例资料，难以得出适用于多地区、多病源的研究结果。③术后对所有入组患者的随访仅持续3个月，故对远期疗效相关临床数据的采集、评估并不完全。④对于珍珠粉应用于肛瘘术后创面的具体疗效未进行相关的细胞分子水平或个体层面的实验。

6.2 展望与希冀：本次临床研究的结果若能进一步扩大样本量、增加患者随访时间并进行多地区、多病源基地的随机临床疗效观察，一定会得出客观、明确有普适性和代表性的研究成果；若在此前提下，增加与此相关的细胞分子水平或个体层面的实验，结合大量临床数据的统计、分析和总结，将对珍珠粉应用于肛瘘术后创面的具体作用机制做出更明确且完善的阐明，扩大其应用范围，为包括但不仅限于肛瘘的大部分、甚至所有术后创面的愈合提供新的选择，从而进一步为临床中对于各类术后创面的中西医结合治疗提供新且可靠的理论依据。

结　论

综上所述，本次研究表明，珍珠粉外用于低位肛瘘湿热下注证术后创面的治疗中，能促进创面愈合并缩短其脱腐时间，有效缓解创面渗液，利于肉芽组织生长修复，疗效优于对照组。珍珠粉外用治疗低位肛瘘湿热下注证术后创面疗效稳定确切，安全可靠，并且使用操作简易，易于被患者接纳，价格较竞品低，易于临床的应用与推广。

肛周脓肿术后应用自拟白及生肌汤熏洗的疗效观察

陈明彤　指导教师：李师

肛门直肠周围脓肿（perianorectal abscess，PA）属中医“肛痈”范畴，是肛门局部组织和间隙内发生的急性化脓性感染。为肛肠科三大疾病之一，其中男性发病率约为12.3/10

万人高于女性的5.6/10万人总发病率占外科疾病的3%～5%。祖国医学认为本病发生主要是由于机体感受外邪入里，或患者平素嗜食肥甘厚味，致使中焦失运，酿生湿邪，邪气日久化热成毒，火毒下行结聚于肛门局部而生。脓肿早期，主要表现为肛周突然出现红肿疼痛并持续加剧，肿块质硬，表面灼热，触痛明显。此期属肛痈中的火毒蕴结型，临床较常见。西医学认为本病的发生多与肛门局部感染、雄激素以及机体免疫等因素有关。根据脓肿位置与肛提肌之间的关系，又可将本病分为高位和低位肛周脓肿。

肛周脓肿病情进展迅速，治疗则越及时越好。针对本病早期的火毒蕴结型，脓腔和原发内口于术中被彻底清理，但在这一过程中势必会损伤肛门周围组织肌膆，导致肛周局部血脉通行受阻。与此同时，本病的有形之邪在术中虽得以消除，但导致本病的火热邪毒尚存于内，且因肛门的特殊生理功能，术后创面多易受到污染。所以患者术后多有明显不适，创面愈合缓慢。因此关于肛周脓肿患者术后的治疗不但是肛周脓肿治疗的延续，亦是本病治疗过程中的重要一环。导师李师教授基于患者术后病理状态，结合多年的临床诊治经验，选用功主清热散结，行气活血，敛疮生肌的自拟白及生肌汤应用于患者术后熏洗治疗中。熏洗疗法在发挥治疗作用的同时，又能起到清洁创面的作用。方中以止血生肌的白及为君，臣以姜黄、木香、当归、桃仁行气通脉，佐以大血藤、椿皮、玄参、牡丹皮、栀子以泻火散结消痈，以五味子和五倍子为使。全方同用，既能消散术后仍留连患者体内的火热邪毒，消除本病的致病之因；又能通达血脉，濡养肛周肌膆。全方又具有敛疮生肌之功效，促进创面肌长肉生和机体恢复。现代药理研究表明，自拟白及生肌汤中所含的多味中药能减轻机体炎症反应，促进细胞增殖和刺激毛细血管再生，促使术区恢复和创面愈合。本研究以脓肿早期火毒蕴结型为对象，初步探讨低位肛周脓肿（肛痈，火毒蕴结型）患者术后应用自拟白及生肌汤熏洗对缓解疼痛，促进创面愈合的疗效情况。以期为临床上针对本型肛周脓肿患者的术后治疗提供新的思路和方法。

材料与方法

1.临床资料

1.1 研究对象：选取在2018年9月—2019年7月之间，就诊于辽宁中医药大学附属第三医院（辽宁省肛肠医院），符合本次观察诊断和纳排标准的低位肛周脓肿（肛痈，火毒蕴结型）患者68例。

1.2 诊断标准：

（1）中医诊断标准：参照《中医病证诊断疗效标准》中关于低位肛痈疾病的诊断标准如下：为减少偏性，本次观察患者中医辨证分型均为火毒蕴结型。脓肿位于肛提肌以下间隙时，患者肛周局部可有红肿疼痛，全身症状多不明显。火毒蕴结型：肛门周围突然肿痛，且呈持续性加重，可伴有发热恶寒、便秘溲赤。肛周质硬，触痛明显。舌红，苔薄黄，脉数。

（2）西医诊断标准：参照1996年黄乃健主编《中国肛肠病学》中关于低位肛周脓肿诊断的论述拟定。低位肛周脓肿，脓肿位于肛提肌下各间隙，为保证研究均衡性，本次观察患者脓肿部位均位于肛周皮下间隙。症状：肛管直肠周围出现肿胀疼痛，甚至影响坐卧和活动。可伴有发热恶寒。部分患者疼痛可不明显，表现为肛门坠胀，小便不利等。体征：肛门部红肿压痛，或有溃口溢脓。指诊时可在肛门内口触及压痛或者凹陷硬结。肛门镜检查：可见内口肛窦处充血肿胀，稍加按压可见脓性分泌物。

1.3 纳入标准：①符合本次观察的诊断标准。②患者年龄18～65岁。③手术方式为低位肛周脓肿一次性根治术。④既往无肛门部手术史。⑤取得患者知情同意并签署知情同意书。

1.4 排除标准：①不符合本次观察诊断标准。②患有结核、糖尿病等其他影响创面恢复评估疾病。③正在服用或外用影响创面愈合药物。④妊娠或哺乳期妇女。⑤因结核、克罗恩病等原因引起的特发性肛周脓肿。⑥既往患有严重的心、脑、肺等重要脏器疾病和精神疾病患者。

1.5 剔除或脱落标准：①患者治疗过程中出现过敏反应。②患者治疗中脱落失访或拒绝参加观察治疗。③患者依从性差，未按规定进行熏洗治疗，所采集数据不能应用于本次观察。④治疗期间患者病情加重或出现其他新发疾病。

1.6 观察分组：纳入的68例患者根据随机数字表法分成观察组和对照组各34例。两组患者均行低位肛周脓肿一次性根治术治疗。于术后第1天，观察组患者使用自拟白及生肌汤熏洗（FW）创面；对照组患者使用高锰酸钾溶液熏洗治疗。两组患者熏洗频率均为：用药第1天（术后第1天）至第7天，每日2次熏洗治疗，用药第8天至第12天起转为每日1次熏洗。

2.研究方法

2.1 术前准备：

（1）采集病史，完善入院常规检查。确定患者肛周脓肿位置、大小、范围以及和内口的关系。排除手术禁忌证确定治疗方案。

（2）向患者及其家属交待病情介绍完整治疗方案，以取得患者知情同意和配合。

（3）麻醉师查看患者进行麻醉评估。

（4）术区备皮，术前6h禁食水，清洁肠道，排空二便，建立静脉通路。

2.2 手术方法：两组患者均采用低位肛周脓肿一次性根治术。

2.3 术后常规处理：

（1）予抗生素静点3～5d以抗感染治疗。

（2）术后第1d拆除手术敷料，进行创面熏洗和常规换药。患者可适当活动，注意饮食卫生，保持大便通畅，避免稀便。

2.4 熏洗治疗： 入组患者术后第1d起，每日早晚行熏洗治疗各1次，至用药第8d起转为每日熏洗1次。

观察组：选用辽宁中医药大学附属第三医院院内制剂自拟白及生肌汤（由医院煎药室代煎包装，200mL/包）。自拟白及生肌汤组成：白及30g、姜黄30g、大血藤30g、桃仁30g、五味子20g、五倍子20g、玄参20g、椿皮20g、牡丹皮20g，兑入热水2000mL，借助热气熏蒸患处10～15min，待水温降至人体可耐受时，将患处浸入熏洗液中坐浴10～15min。

（1）患者术后卧床休息，二级护理，术后当日禁止排便。

（2）予半流食，保证患者营养充足。

对照组：使用高锰酸钾外用片（国药准字H37022233），济南康福生制药有限公司生产，按1：4000比例配制成高锰酸钾熏洗液。熏洗方法同治疗组。

2.5 判定标准： 分别收集记录两组患者用药后第3、7、12d患者的疼痛程度和创面渗出物情况。收集记录用药第7、12d创面肉芽生长和创面愈合情况，并评价总体治疗效果，比较两组患者创面愈合时间。

（1）疼痛评价：参照关于疼痛的11点数字评分法（NRS-11），拟定评分准则，根据患者对疼痛程度的描述，按照疼痛评价表进行评分（评分标准见表1）。

（2）创面渗出物及清洁度评价：参照《中药新药临床研究指导原则》拟定创面渗出物及清洁度评分（表2）。

（3）肉芽生长评价：参照《中药新药临床研究指导原则》拟定创面肉芽生长情况评分（表3）。

（4）创面缩小率评价：于患者术后首日，通过“引入单位长度的图像采集法”，对创面面积进行记录和评估（即将长1cm的标尺置于创面上方，采集创面图像并导入PS（Adobe photoshop CC 2018）图像编辑软件中进行创面面积的评估计算。并测量记录患者术后第1d创面面积为创面初始面积，记录用药后第7、12d创面大小，与初始创面面积相比，得出患者用药第7、12d的创面缩小率。

创面缩小率计算方法：$\text{创面缩小率}=\dfrac{\text{初始面面积}-\text{创面面积}}{\text{初始创面面积}}\times 100\%$

（5）创面愈合时间：以上皮组织完全覆盖创面为创面愈合标准，比较两组患者术后创面愈合时间。

（6）安全性指标：若研究过程中患者出现过敏、疼痛加重等相关不良反应甚至毒副作用，应立即停止用药，予对症处理，并将患者的症状、体征及处理措施做好记录。

（7）疗效评价：参照《中医病证诊断疗效标准》，以患者用药第12d时创面情况为参照，拟定疗效判定标准如下：

显效：症状、体征明显改善，创面缩小率≥60%

好转：症状与体征均有好转，创面缩小率在30%～60%

无效：症状体征均无明显改变，甚至加重，创面缩小率＜30%

疗效计算方法：

$$有效率=\frac{显效人数+好转人数}{总人数}\times 100\%$$

3.统计方法

采用SPSS 23.0软件进行分析，计量资料以$\bar{x}\pm s$表示，数据符合正态分布的，采用t检验，不符合正态分布以及等级资料采用非参数秩和检验；计数资料采用χ^2检验。$P>0.05$时表示无差异，$P<0.05$时表示有差异，$P<0.01$时表示有显著差异。

表1　疼痛程度评价（NRS-11）

评分	程度	分级	症状及体征
0分	无痛	0级	无痛
2分	轻度疼痛	1级	偶有疼痛，体感轻微，不影响情绪及行为
		2级	间歇痛，体感较轻，痛感可引起焦虑情绪
		3级	有痛感但尚能忍受，且不影响睡眠
4分	中度疼痛	4级	安静平卧时有间歇性疼痛（开始影响生活质量）
		5级	安静平卧时有持续性疼痛，不影响睡眠
		6级	安静平卧时持续疼痛，需药物干预
6分	重度疼痛	7级	疼痛较重，患者翻转不安，影响睡眠
		8级	疼痛难忍，药物干预效果不佳，难以入睡并可于寐中痛醒，睡眠时间≥4h
		9级	疼痛剧烈，大汗淋漓，夜寐不安，睡眠时间＜4h
		10级	极其疼痛，无法忍受，或伴有晕厥、虚脱等危重表现

表2　术后创面渗液及清洁度评分标准

评分	分级	症状描述
0分	正常	可见微量渗出物，质稀如水，0层＜外敷纱布浸润层数≤2层
2分	轻度	可见少量渗出物，质稀如油，2层＜外敷纱布浸润层数≤4层
4分	中度	可见中量渗出物，质稀如油，4层＜外敷纱布浸润层数≤6层
6分	重度	可见大量渗出物，质稠如胶，外敷纱布浸润层数＞6层或需多次更换

表3　术后肉芽生长情况评分标准

评分	分级	症状描述
0 分	正常	创面肉芽生长旺盛，平匀坚实，色泽新鲜红润
2 分	轻度	创面肉芽组织生长良好，呈细颗粒状，分布均匀，色泽淡红鲜活
4 分	中度	创面肉芽组织生长较好，肉芽组织低平或有炎性突出，色泽较暗，创面尚平坦
6 分	重度	创面肉芽组织生长缓慢，创面平塌内陷或呈豆渣样凸起，色泽晦暗，腐肉未脱甚至糜烂坏死

实验结果

共纳入2018年9月—2019年7月就诊于辽宁中医药大学附属第三医院（辽宁省肛肠医院）的低位肛周脓肿（肛痈，火毒蕴结型）患者68例。因个别患者依从性差，未按照计划用药。观察组脱落1例，完成观察33例；对照组脱落2例，完成观察32例。总脱落率为4.4%。

1. 两组患者基本情况比较

两组患者基本情况比较见表4~表7。

表4　两组年龄分布比较（岁）

组别	例数	18 ~ 35	36 ~ 50	51 ~ 65	平均	t	P
观察组	33	17	12	4	38.06 ± 10.894	1.051	0.297
对照组	32	16	13	3	35.25 ± 10.650		

本次观察中，观察组年龄21 ~ 65岁，对照组年龄18 ~ 59岁，经t检验分析，两组患者年龄分布情况无差异，具有可比性。

表5　两组性别分布比较

组别	例数	男	女	χ^2	P
观察组	33	28	5	0.000	1.000
对照组	32	28	4		

经连续性修正卡方检验表明，两组患者性别分布情况无差异，且男性患者显著多于女性。

表6　两组发病时间比较

分组	例数	≤ 3d	4 ~ 6d	平均病程	Z	P
观察组	33	10	23	3.82 ± 1.334	−0.857	0.392
对照组	32	12	20	3.56 ± 1.458		

经秩和检验表明，两组患者发病时间分布情况$P > 0.05$，差异无统计学意义。

表7　两组初始创面面积比较（$\bar{x} \pm s$，cm^2）

	创面初始面积	t	P
观察组	11.27 ± 2.516	0.674	0.503
对照组	10.86 ± 2.389		

经t检验表明，两组患者初始创面面积之间$P > 0.05$，差异无统计学意义。

2.研究结果

2.1 两组患者用药后疼痛程度比较：如表8所示，经秩和检验分析，用药后第3、7天两组患者相比，$P<0.05$，差异有统计学意义。观察组用药后疼痛程度轻于对照组。用药第12天比较，$P>0.05$，两组数据差异无统计学意义。

表8 疼痛程度比较（$\bar{x}\pm s$，分）

	用药后第 3 天	第 7 天	第 12 天
观察组	4.85 ± 1.004	2.42 ± 0.830	1.27 ± 0.977
对照组	5.38 ± 0.942	3.06 ± 1.134	1.56 ± 0.982
t	−2.118	−2.454	−1.138
P	0.034	0.014	0.255

2.2 两组用药后创面渗出物及清洁度比较：如表9所示，经秩和检验分析，两组用药后第3、7天相比，$P<0.05$，差异有统计学意义。观察组用药后患者创面渗出物及清洁度好于对照组。用药第12d比较，$P>0.05$，两组数据差异无统计学意义。

表9 创面渗出物及清洁度比较（$\bar{x}\pm s$，分）

	用药后第 3 天	第 7 天	第 12 天
观察组	5.21 ± 0.992	2.91 ± 1.128	1.94 ± 0.933
对照组	5.69 ± 0.738	3.50 ± 1.016	2.06 ± 0.801
Z	−2.124	−2.267	−0.573
P	0.034	0.023	0.567

2.3 两组用药后肉芽生长比较：如表10所示，经秩和检验分析，两组用药后第7、12天相比，$P<0.05$，差异有统计学意义。观察组用药后患者创面肉芽生长情况好于对照组。

表10 创面肉芽生长情况比较（$\bar{x}\pm s$，分）

	观察组	对照组	Z	P
术后第 7 天	1.88 ± 1.799	2.69 ± 1.491	−2.269	0.023
术后第 12 天	0.48 ± 0.870	1.19 ± 1.424	−2.117	0.034

2.4 两组用药后创面缩小率比较：如表11所示，经秩和检验分析，两组用药后第7、12天相比，$P<0.05$，差异有统计学意义。观察组用药后患者创面缩小率高于对照组。

表11 创面缩小率比较（$\bar{x}\pm s$，分）

	观察组（%）	对照组（%）	Z	P
第 7 天	24.44 ± 1.621	23.46 ± 1.992	−2.035	0.042
第 12 天	55.99 ± 6.408	51.38 ± 9.717	−2.703	0.007

2.5 两组用药后第12天疗效情况比较：如表12所示，两组用药后第12天疗效比较，观察组患者有效率高于对照组，两组患者疗效之间比较$P<0.05$有差异。

表12 疗效比较

	显效（例）	好转（例）	无效（例）	有效率（%）	Z	P
观察组	10	22	1	96.97	−2.074	0.038
对照组	4	24	4	87.50		

2.6 两组患者创面愈合时间：如表13所示，观察组患者创面愈合时间短于对照组，$P<0.01$两组患者创面愈合时间差异明显。

表13 创面愈合时间比较（$\bar{x}\pm s$，d）

	创面愈合时间	Z	P
观察组	19.12 ± 2.274	−4.816	0.000
对照组	22.25 ± 2.170		

3.安全性评价

本次临床观察期间，所有患者治疗前后生命体征平稳，观察期间两组患者均未出现不良反应和毒副作用，见表14。

表14 安全性评价（例）

	例数	疼痛加重	过敏	皮肤灼伤	其他不良反应和毒副作用
观察组	33	0	0	0	0
对照组	32	0	0	0	0

讨　论

低位肛周脓肿是发生于肛提肌以下各间隙的感染。脓肿一旦形成，进展迅速，在肛肠科中属于急症，治疗则越及时越好。目前根治本病离不开手术治疗。脓肿的原发感染灶，脓腔和坏死组织在术中被彻底清除。为保持术后术区清洁防止粪便污染，保证引流通畅，所以手术切口较深，创面多旷置处理。因此患者手术后多出现疼痛等并发症，创面愈合时间较长。随着社会和医学发展，如何缓解低位肛周脓肿患者术后并发症和促进创面愈合的问题已经被日益重视起来。

1.肛周脓肿术后问题的讨论

肛周脓肿手术后，患者术区的脉道经络和肌肉腠理属受金刃所伤。组织受损，脉道不利，气血通行不畅，血气精津不能通达于肌腠之末，肛门周围组织和创面腠理得不到气血濡养，从而术区恢复较慢，创面愈合时间变长。并且“不通则痛、不荣则痛”，血脉不通，肌腠失养，因此疼痛成为患者术后常见的并发症。同时，机体感受内外邪气致使火热邪毒结聚于肛门是本型脓肿发生的主要原因，手术治疗后疾病的有形之邪得以消除，而诱发本病的火热之毒尚存于内，壅滞气血，耗液伤津，扰乱周身阴阳平衡，阻碍机体恢复和创面愈合。与此同时，患者术后营养不良、排便不畅以及术区极易受到污染而清洁不彻底等原因均可导致创面愈合缓慢。因此应保证患者术后创面清洁，二便通调。泻火散结，消除致病之因，补益气血精微，通利脉道，使气血通达，肛周肌腠得养，促进肛门功能和组织恢复。

2. 关于熏洗疗法的讨论

熏洗疗法是中医外治法的重要组成部分，早在《五十二病方》中就已经通过熏洗疗法来治疗烧伤和痔瘘。其后的《礼记》中亦有采用沐浴来治疗头身生疮的记录。集当时医学发展之大成的《黄帝内经》中指出："其受外邪者，渍形以为汗。"明代《外科正宗》认为熏洗疗法能够发挥疏通气血，散瘀化滞，解毒脱腐和消肿止痛的作用。通过药液的熏蒸和坐浴，借助熏洗剂的热力，使肛门周围肌肉腠理、脉道经络舒张，从而促使创面气血通利，进而精微荣养能够通达于周身肌腠。此外，熏洗坐浴时药物能直达病所而发挥作用，又借助患者通利的气血运行，药物更容易被机体吸收，进而发挥更好的药效，促进阴阳调和，加快创面的愈合。现代医学研究认为，手术损伤了肛门周围组织和神经，受到刺激的组织和神经释放出炎症介质，这也是肛周脓肿手术后疼痛的主要病理基础。术后出现疼痛不适的感觉，刺激肛门括约肌持续性痉挛，导致肛周血液和淋巴液回流受阻，引起创面渗出增多甚至是水肿等并发症。临床将熏洗疗法应用于肛周脓肿术后患者，熏洗药物的热力能够松弛痉挛的括约肌，扩张局部毛细血管，改善肛周血液和淋巴循环，缓解炎症介质对末梢神经的刺激，避免发生水肿，促进毛细血管再生，加快创面修复。此外，熏洗坐浴使肛门周围皮肤、毛囊、汗腺开放，新陈代谢加快，药物通过熏洗坐浴与肛周组织和术区创面直接接触，促进药物对组织和血管的渗透，从而发挥出更好的药效，建立出适宜创面恢复，肉芽健康生长的术区环境。

3. 自拟白及生肌汤组方讨论

自拟白及生肌汤是由白及、大血藤、姜黄、木香、桃仁、当归、椿皮、玄参、牡丹皮、栀子、五味子、五倍子组成。全方共用具有清热散结，行气活血，敛创生肌之功效。

君药：白及，味苦、甘、涩。功能收敛止血，消肿生肌，可封填破损，消脓祛腐，托旧生新。是止血生肌之佳品。《本草求真》记白及："涩中有散，补中有破。"常于外疡治疗中消肿生肌。现代研究表明：白及中所含有的菲类化学物质能够杀灭或抑制金黄色葡萄球菌生长。并在一定的条件下，白及可以治疗由多种细菌引起的皮肤或软组织感染。白及的提取物白及胶，能推动血管内皮生长因子（VEGF）表达，促进毛细血管再生，形成毛细血管网。并且白及多糖依靠推进上皮组织修复和成纤维细胞增殖，来促进创伤愈合。此外，白及中所含的多种酚类也能提高组织与创面的愈合活性，促使胶原蛋白和血管生成。

臣药：《素问·调经论》曰："人之所有者，血与气耳。"血气通行流利则可以保护机体，濡养全身，培补正气。因此姜黄、木香、当归、桃仁为本方臣药以行气活血，通调血脉。姜黄苦泄，辛散温通，兼顾气分血分，行气活血，擅治气滞血瘀痛证。木香干燥后撞去粗皮使用，为三焦气分之要药又以中焦为著，上下通化，可宣散三焦之滞。当归补血之中又可活血，充裕气血逐瘀化滞。诸药同用促使气血流利，肛周肌肉腠理得养。桃仁功主活血祛瘀，润肠通便，力主祛瘀，泄血滞，善治瘀血阻滞诸证。此外桃仁和当归又可润肠通便，防止患者术后排便不畅，有助机体恢复。现代研究表明：姜黄具有广泛的抗菌活性，且能抑制机体炎症因子的表达。当皮肤受损时，机体自身的TGF-β_1/Smads信号通路被激活，此时中药姜黄提取物姜黄素通过竞争性与Smads结合，以此来防止转化生长因子β_1（TGF-β_1）的过度活化，促使创面非瘢痕愈合。木香中含有的菜蓟苦素通过抑制肿瘤坏死因子α（TNF-α）产生和促进淋巴细胞增殖来对抗机体炎症反应。此外木香中所含有的去氢木香内酯和木香烃内酯能够减少一氧化氮产生，抑制核转录因子活性而发挥抗炎作用。当归中含有的挥发油成分，能够缓解机体因炎症反应所导致的水肿和渗出，同时具有镇痛作用。研究发现，桃仁具有一定的镇痛、抗过敏作用，并且能抑制因炎症引起的血管通透性增加，从而发挥一定的抗炎作用。其中含有的脂肪油能润滑肠道，有利于机体排便。

佐药：机体或因外感六淫入里，或中焦失运酿生湿邪，邪气日久化热成毒，火毒蕴结于肛门肌腠，壅滞气血，腐肉成脓是化生本病的主要原因，因此佐以大血藤、椿皮、玄参、牡丹皮、栀子，泻火解毒，散结消肿，以清化结聚之火毒，调整机体阴阳平衡，消除体内留连的致病之因。大血藤味苦性平，苦降开泄，擅清热解毒，消痈止痛，用于热毒疮疡。牡丹皮以牡丹的干燥根皮入药，辛行苦泄，善治火毒炽盛，痈肿疮毒之证，有很强的清热作用。《本草纲目》记玄参"滋阴降火，解斑毒"。其性微寒，泻火解毒的功效强并又能清热生津，滋阴润燥，与众多清热药配伍，既可防止药物苦寒伤阴，又能固护被热病耗伤之阴津。栀子清泻三焦火邪，利湿热。椿皮清热燥湿，诸药同用共同发挥泻火散结之功，消散体内留连的火热邪毒。现代研究表明：大血藤中所含有的绿原酸能直接抑制细胞壁的合成，从而发挥广泛的抗菌活性。对引发肛周脓肿常见的大肠埃希菌、肺炎克雷伯菌和粪肠球菌抑制作用强。抗菌消炎是牡丹皮最早发现的现代药理作用，牡丹皮的提取物能够抑制杀灭包括大肠埃希菌、粪肠球菌在内的多种细菌。同时牡丹皮中的丹皮酚和丹皮总苷在抑制粪肠球菌时，可以产生协同作用。并且牡丹皮能够延长小鼠疼痛潜伏期，具有一定的镇痛作用。实验研究中还认识到牡丹皮中的丹皮酚能提高小鼠淋巴细胞转化率，表明丹皮酚能够增强机体细胞免疫能力。玄参具有中枢和外周镇痛的药效。栀子具有一定的抗感染作用。椿皮水提取物对小鼠模型的急性炎症反应有明显的抑制作用。

使药：使以酸敛收涩的五味子和五倍子，通调全方，以增强全方收敛生肌之功效。现代研究：五味子具有抑菌抗炎的作用。五倍子水煎剂对包括金黄色葡萄球菌、大肠埃希菌等细菌均可以产生抑制作用。五倍子可以促进局部组织蛋白凝固，发挥较强的收敛作用，并且五倍子所含的鞣酸能够提高蛋白质沉淀作用。

4.结果分析讨论

研究结果显示低位肛周脓肿（肛痈，火毒蕴结型）患者术后，与对照组相比观察组在缓解其创面疼痛、减少创面渗出物，促进肉芽组织生长和推动创面愈合等方面上，治疗效果更加明显。观察组患者术后第3、7d，创面疼痛程度更轻，创面渗出物更少清洁度更好。考虑到自拟白及生肌汤中的君药白及，方中的当归、木香、大血藤、牡丹皮等药能活血消肿，解毒生肌，并有抑制细菌生长和减轻机体炎症反应的作用。从而能有效地减轻患者术后疼痛，减少创面渗出，提高创面清洁程度，为肉芽组织提供了良好的生长环境。术后第12d，两组患者疼痛程度和创面渗出物情况相比差异不明显，这与两组患者此时病情有所好转，机体炎症反应程度轻，创面愈合，创面面积缩小有关。

观察组患者术后第7、12d时创面肉芽组织生长和创面愈合情况相较对照组，疗效更好。观察组患者创面愈合时间更短。考虑到术后第7、12d时，两组患者处于恢复期。观察组的自拟白及生肌汤具有清热散结，行气活血，敛创生肌之功效。能有效缓解机体炎症反应，为创面创造良好的愈合条件。且君药白及中所含有的多种成分能刺激组织和创面的愈合活性。从而大大提高创面的愈合效率，缩短创面愈合时间。

结　论

通过本次关于低位肛周脓肿（肛痈，火毒蕴结型）患者术后应用自拟白及生肌汤熏洗的疗效观察，可以得出如下结论。

（1）自拟白及生肌汤熏洗能够缓解低位肛周脓肿（肛痈，火毒蕴结型）患者术后疼痛。

（2）自拟白及生肌汤熏洗能够减少低位肛周脓肿（肛痈，火毒蕴结型）患者术后创面渗出，有利于创面恢复。

（3）自拟白及生肌汤熏洗能够促进低位肛周脓肿（肛痈，火毒蕴结型）患者术后创面肉芽组织生长。

（4）低位肛周脓肿（肛痈，火毒蕴结型）患者术后采用自拟白及生肌汤熏洗创面，相比高锰酸钾，自拟白及生肌汤能够取得更好的临床疗效，患者创面愈合时间更短。